主编简介

吴艳华　从事中医药工作 31 年。现为暨南大学附属广州红十字会医院中医科主任、主任医师、硕士研究生导师。在色素性皮肤病临床和科研上有丰富的经验与深入的研究，主持并参与国家级、省级、市厅级课题 10 余项，曾获广东省、广州市科学技术奖。发表论文 30 余篇。广东省"十三五"中医重点专科建设项目及广州市中医高水平重点专科建设项目学科带头人；广州市高层次医学重点人才、羊城好医生；广东省医师协会中西医结合医师分会副主任委员、广东省中医药学会综合医院专业委员会副主任委员、广东省针灸学会皮肤病专业委员会副主任委员、广州市医学会中西医结合专业委员会主任委员。

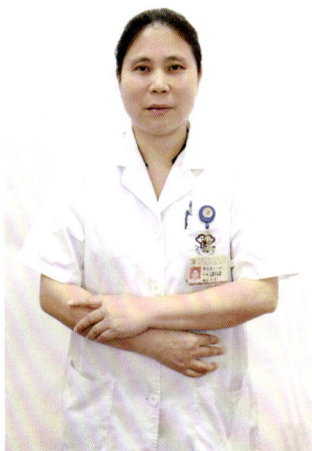

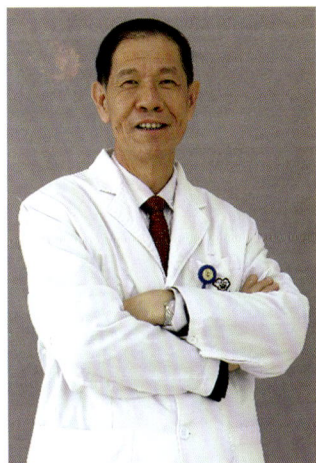

李其林　从事皮肤病、性病医疗科研工作 38 年。现为暨南大学附属广州红十字会医院皮肤科二级主任医师，博士研究生导师，医院终身荣誉教授。广州市高层次医学重点人才，荣获广州医师奖，曾获羊城好医生、广州最美妙手仁医等称号。参与编写著作《中西医结合皮肤性病学》《实用医药管理学》等。发表论文约 200 篇。获广东省、广州市科学技术奖 7 项。主持并参与广东省自然科学基金项目，广东省、广州市科技计划项目 10 余项。中国医师协会皮肤科医师分会常委、广东省医师协会皮肤科医师分会前主任委员、广东省中西医结合学会皮肤性病委员会副主任委员、广州市医师协会皮肤科医师分会主任委员、《皮肤性病诊疗学杂志》副主编、《中华医学美学美容杂志》编委。

编委会名单

主　编：吴艳华　李其林

编　委：（按姓氏笔画排序）

任英云　前海人寿广州总医院

闫海震　暨南大学附属广州红十字会医院、广州市红十字会医院

汤　楠　暨南大学附属广州红十字会医院、广州市红十字会医院

李其林　暨南大学附属广州红十字会医院、广州市红十字会医院

李思逸　暨南大学附属广州红十字会医院、广州市红十字会医院

李晓辉　广州医科大学附属第三医院

吴艳华　暨南大学附属广州红十字会医院、广州市红十字会医院

陆小娟　暨南大学附属广州红十字会医院、广州市红十字会医院

曹翠香　暨南大学附属广州红十字会医院、广州市红十字会医院

曾丽玲　暨南大学附属广州红十字会医院、广州市红十字会医院

常见色素性皮肤病的中西医结合诊疗

CHANGJIAN SESUXING PIFUBING DE
ZHONG-XIYI JIEHE ZHENLIAO

吴艳华　李其林◎主编

暨南大学出版社
JINAN UNIVERSITY PRESS

中国·广州

图书在版编目（CIP）数据

常见色素性皮肤病的中西医结合诊疗/吴艳华，李其林主编. —广州：暨南大学出版社，2022.5
ISBN 978 - 7 - 5668 - 3379 - 2

Ⅰ.①常…　Ⅱ.①吴…②李…　Ⅲ.①皮肤色素异常—中西医结合—诊疗
Ⅳ.①R758.4

中国版本图书馆 CIP 数据核字（2022）第 030319 号

常见色素性皮肤病的中西医结合诊疗
CHANGJIAN SESUXING PIFUBING DE ZHONG-XIYI JIEHE ZHENLIAO
主编：吴艳华　李其林

- -

出 版 人：张晋升
策　　划：周玉宏
责任编辑：高　婷
责任校对：周海燕　刘小雯
责任印制：周一丹　郑玉婷

出版发行：暨南大学出版社（510630）
电　　话：总编室（8620）85221601
　　　　　营销部（8620）85225284　85228291　85228292　85226712
传　　真：（8620）85221583（办公室）　85223774（营销部）
网　　址：http：//www.jnupress.com
排　　版：广州市天河星辰文化发展部照排中心
印　　刷：广州市快美印务有限公司
开　　本：787mm×960mm　1/16
印　　张：12.25
字　　数：190 千
版　　次：2022 年 5 月第 1 版
印　　次：2022 年 5 月第 1 次
定　　价：69.80 元

序

　　色素性皮肤病是皮肤科的常见病。随着社会的发展，环境、生活方式的改变，工作、生活节奏的加快，加之心理、精神及个体易感性等因素的影响，色素性皮肤病的发病率不断上升，如白癜风、白化病、黄褐斑、雀斑等，严重影响患者的身心健康，使患者产生焦虑、抑郁等情绪。因此，预防和治疗常见色素性皮肤病已成为皮肤科、中医科、激光医学、医学美容等学界的重大挑战与研究的重点和热点之一。

　　本书收集了近年来有关常见色素性皮肤病的基础研究，西医、中医及中西医结合诊治的新理论、新技术和新疗法。重点介绍发病机制的中西医研究进展及中西医结合新疗法，尤其是用激光技术治疗色素性皮肤病。

　　纵览全书，图文并茂，深感其内容翔实、层次分明，传统理论及前沿知识丰富，充分体现常见色素性皮肤病中西医结合诊治的新理论、新技术及新疗法，是临床医师及科研人员学习参考的一部好书。本书必将为我国色素性皮肤病的中西医结合诊治研究做出贡献。

2021 年 11 月 18 日

前　言

随着医学科学技术的发展，西医、中医和中西医结合在基础研究与临床诊治方面都获得了长足的进展。色素性皮肤病是皮肤科常见病，有些色素性皮肤病如白癜风、白化病、黄褐斑、雀斑等，是皮肤科的疑难杂症。这些色素性皮肤病严重影响患者的容貌及社交，给患者造成心理负担，使患者产生焦虑、抑郁等情绪。为了让临床医师更好地掌握色素性皮肤病的中西医结合诊治，解除患者的痛苦，特编写本书。

本书分总论和各论。各论分色素减少性皮肤病和色素增加性皮肤病。各论中每一种病从概述、病因及发病机制、治疗等均有西医和中医的内容。本书在编写过程中查阅了大量的国内外文献资料，纳入了新理论、新技术及新疗法，如色素性皮肤病的中医药治疗、最新的激光治疗等。本书具有新颖性、科学性，内容丰富，适合中级以上职称的临床医师学习和参考。感谢孙建方教授提供病例照片。由于水平有限，书中出现错漏在所难免，恳请广大读者批评指正。

2021 年 11 月 18 日

目　录
CONTENTS

上编　总　论

下 编 各 论

第一章 皮肤结构和生理功能

第一节 皮肤结构

皮肤位于人体表面，是人体的第一道防线，也是人体最大的器官，其重量约占体重的16%，成年人体表面积为$1.5\sim2m^2$，新生儿约为$0.21m^2$。皮肤的厚度因人而异，同一个体不同部位的皮肤厚度也不尽相同，一般而言，眼睑、外阴、乳房等部位皮肤较薄，而掌跖、臀部、关节伸侧等部位皮肤较厚。皮肤还附有毛发与毛囊、皮脂腺、汗腺等附属器。

在胚胎期人体皮肤是由两个胚层发育而来的，上皮部分由外胚层分化而来，称为表皮；结缔组织部分则由中胚层分化而来，分为真皮与皮下组织两部分。

一 表皮

表皮主要由两大类细胞构成：角质形成细胞和树突状细胞。

1. 角质形成细胞

角质形成细胞位于表皮，由生发细胞逐渐向角质细胞演变，最终产生角质蛋白，随皮肤代谢而逐渐脱落。角质形成细胞一般可以分为四层：基底层、棘层、颗粒层和角质层，某些部位如掌跖，在角质层下方还有透明层，共有五层。

基底层：由一层圆柱状基底细胞组成，细胞长轴与真表皮交界线垂直，排列整齐如栅栏状。基底细胞通过半桥粒与上方的棘细胞相连接，其底部则附着于表皮下基底膜带。基底细胞内含数量不等的黑素颗粒，其含量多少与肤色一致。肤色白的人基底细胞中仅含少量黑素颗粒，以致在 HE 染色切片内看不清楚，而肤色较深的人，基底细胞内含有大量黑素颗粒，在切片中相对容易辨认。黑素颗粒一般位于基底细胞核的上方，数量较多时也可散布于胞质中。

棘层：由 4~8 层多角形细胞所构成，细胞从下往上由多角形逐渐变成扁平状。该层细胞有很多胞质突起，也称为棘突。棘细胞间通过桥粒相互连接。

颗粒层：由 1~3 层扁平状细胞或菱形细胞所组成。胞质内充满粗大、嗜碱性的透明角质颗粒。正常皮肤颗粒层厚度与角质层厚度呈正比，故掌跖部位的颗粒层较厚，可多达 10 层细胞。

角质层：此层细胞不含细胞核，呈嗜酸性染色。角质层外层可不断脱落。

透明层：在掌跖等皮肤角质层较厚的部位，用福尔马林固定后，切片用 HE 染色后，在角质层的最下方可见一薄层均质的嗜酸性条带，称为透明层。

基底膜带：PAS 染色时，在表皮—真皮连接处，可见一条均匀一致的紫红色带，称为基底膜带。此带厚约 0.5~1um，HE 染色时不能显色，而 PAS 染色阳性。毛囊及汗腺腺体周围也可见基底膜带。基底膜带可分为四个部分：细胞质膜、透明板、致密板及致密板下带。

2. 树突状细胞

表皮内共有四种树突状细胞：黑素细胞、朗格汉斯细胞、梅克尔细胞及未定类树突状细胞。其中只有黑素细胞在 HE 染色切片中可以辨认，其余细胞均需通过免疫组化或电镜才能确认。

黑素细胞：又名透明细胞，因其在 HE 染色切片中有小而浓染的核及透明的胞质。黑素细胞一般镶嵌于表皮基底细胞之间。机体不同部位的黑素细胞的数目不尽相同，且外界刺激如反复紫外线照射等因素可使黑素细胞数目增多。黑素细胞具有生成黑素的功能，多巴反应阳性，黑素通过黑素细胞的树枝状突起输送到角质形成细胞内。关于黑素细胞的更多内容，请参见本章第四节黑素细胞。

朗格汉斯细胞：主要位于表皮中上部，在 HE 染色切片中也表现为透明细胞。氯化金浸染表现为树突状细胞，ATP 酶阳性，而多巴反应阴性。电镜下可见朗格汉斯细胞胞质内有特征性的棒球状或球拍状细胞器，称为伯贝克颗粒，可与黑素细胞鉴别。朗格汉斯细胞是皮肤的免疫细胞，负责呈递皮肤抗原物质，引发皮肤免疫反应。

梅克尔细胞：此种细胞较为罕见，位于表皮和口腔黏膜的下层，分布不规则，稀疏分布或成群排列。在光学显微镜下不能辨认，需细胞化学染色或电镜方能识别。电镜下梅克尔细胞直接位于基板上方，含有电子致密的颗粒以及细丝束，易于辨认。目前研究认为梅克尔细胞是皮肤的触觉感受器，且具有神经内分泌功能，属于 APUD 系统。

未定类树突状细胞：常位于表皮下层，只有在电镜下能证实。没有黑素小体，也没有伯贝克颗粒。目前认为其可能是一种尚未分化成熟的细胞，可能分化为朗格汉斯细胞或黑素细胞。

二　真皮

真皮主要由结缔组织构成，其中还有神经、神经末梢、血管、淋巴管、肌肉及皮肤附属器等结构。真皮主要分为两层：乳头层及网状层。

真皮结缔组织由胶原纤维、弹性纤维、基质及细胞成分构成。正常真皮中的细胞成分包括成纤维细胞、组织细胞及肥大细胞等。胶原纤维、弹性纤维和基质都是由成纤维细胞形成的。其中胶原纤维成分最为丰富，且结合成束状。胶原纤维相互交织在一起，在一个水平面上可向各个方向延伸，故在组织切片中，可看到胶原束的不同切面。网状纤维是纤细的未成熟胶原纤维，并非一独立成分，在正常成人皮肤中稀少，排列呈网状，具有嗜银性，银染可显色，而 HE 染色不易辨认。

弹性纤维较细且呈波浪状，常缠绕在胶原束之间，在切片内仅能见到弹性纤维的一部分甚至碎片状结构。

基质为一种无定型物质，充满于胶原纤维和胶原束之间的间隙内。正常皮肤中含量甚少，HE 染色常不能显示基质的存在。但在创伤愈合过程中，除了新胶原的形成，基质也增多，可有较多的非硫酸盐和硫酸盐酸性黏多糖。

三　皮下组织和皮肤附属器

皮下组织因含有脂肪组织，又称为皮下脂肪层或脂膜，其中的结缔组织纤维都从真皮下部延续而来，但相对较为疏松，故也称为疏松结缔组织。皮下组织中充满脂肪细胞，其他结构则与真皮类似。

皮肤附属器包括毛发与毛囊、皮脂腺、汗腺等。

毛发与毛囊：毛发是由角化的角质形成细胞所构成，从内到外可分为髓质、皮质、毛小皮三层。毛囊则从上往下分为漏斗部、峡部、毛球。自皮脂腺开口部位以上的毛囊上部部分，称为漏斗部；自皮脂腺开口以下，至竖毛肌附着部位之间的毛囊部分，称为峡部；毛囊末端膨大呈球状，则称为毛球。毛囊自内而外则由内毛根鞘、外毛根鞘及纤维鞘所构成，内、外毛根鞘细胞均起源于表皮，纤维鞘则起源于真皮。

皮脂腺：皮脂腺是一种全浆分泌腺，没有腺腔，整个细胞破裂即成为分泌物。可分为腺体及导管两部分。腺体呈泡状，由多层细胞构成，周围有一薄层的基底膜带和结缔组织。导管由复层鳞状上皮构成。腺体最外层的细胞与导管上皮细胞连续，此层细胞不断增殖，不断形成皮脂，通过导管排至皮肤表面或毛囊内。

汗腺：分为外泌汗腺和顶泌汗腺。外泌汗腺又称为小汗腺，腺体由腺细胞、肌上皮细胞和基底膜带组成，中央有腺腔。汗管则由两层立方形细胞构成，周围无基底膜带。顶泌汗腺又名大汗腺，腺体构成与外泌汗腺基本相同，但腺细胞形态不一，随其分泌形态而改变，导管亦与外泌汗腺相同。

除皮肤附属器外，皮肤还有神经、血管、淋巴管和肌肉等结构，在此不一一赘述。

第二节　皮肤的生理功能

皮肤是人体的最大器官，覆盖人的整个体表，具有屏障、吸收、分泌和排泄、体温调节、感觉、免疫、呼吸、内分泌等重要生理功能，它参与全身的各种功能活动并维持内环境的稳定，对于机体的健康十分重要。

一　皮肤的屏障功能

正常皮肤有两方面的屏障功能，在保持机体内环境的稳定上起着重要作用。一方面，皮肤可以保护机体各种器官和组织免受外界环境中机械的、物理的、化学的和生物性的各种有害因素的侵袭；另一方面，皮肤可防止组织内的各种营养物质、水分、电解质和其他物质的流失。

皮肤表面呈弱酸性，对碱性物质的刺激可起到缓冲作用，此外还具备一定的酸中和作用，可协助抵抗酸性物质刺激。皮肤表面有一层脂质膜，主要由角质层细胞间脂质、皮脂和汗液等成分组成，具有防止水分过度流失的作用。皮脂膜中含有某些游离脂肪酸，对寄生菌的生长起到抑菌作用。角质层不断脱落更新，也可带走部分寄生菌。此外，角质层细胞与细胞间脂质构成皮肤的"砖墙结构"，可防止外界物质进入人体，还可防止体内水分及营养物质过度流失。

二　皮肤的吸收功能

人体皮肤具备吸收外界物质的能力，该过程被称为经皮吸收。皮肤的吸收功能是皮肤科外用药物治疗的理论基础。皮肤主要通过角质层、毛囊皮脂腺、汗管口三个途径吸收外界物质，其中经角质层吸收是最重要的途径。在一定条件下，水分可自由经过细胞膜进入角质层细胞内。少数重金属及其化学物质则需通过毛囊皮脂腺和汗管侧壁弥散到真皮层中。

角质层含水量为 10% ～20%，完整的皮肤只吸收很少量的水分，但破损的皮肤、经过包封的皮肤吸水量可明显增大。皮肤对脂溶性物质吸收良好，如维生素 A/D/E/K 等脂溶性维生素，可同时经毛囊皮脂腺渗入。脂溶性的雌激素、黄体酮也渗透良好。皮肤对油脂的吸收能力一般规律是羊毛脂 > 凡士林 > 植物油 > 液体石蜡。

三　皮肤的分泌和排泄功能

皮肤主要通过汗腺和皮脂腺进行分泌与排泄。

汗腺分为外泌汗腺和顶泌汗腺两种，都具有分泌和排泄汗液的功能。顶泌汗腺的分泌为顶浆分泌，分泌细胞的远端部分亦经溶解后一起排出，主要由肾上腺素能神经纤维控制。而外泌汗腺的分泌是通过完整的细胞膜，分泌后细胞完整无损，受交感神经主要是胆碱能神经纤维的支配。

皮脂腺也具有分泌和排泄功能，其产物称为皮脂，含有多种脂类物质，包括脂肪酸、甘油酯类、固醇类、角鲨烯、蜡类等。不同种类皮脂的构成比，可影响皮肤的健康情况。皮脂具有参与形成皮肤表面脂质膜、润滑毛发及皮肤、防止皮肤干燥皲裂等作用。其中含有的部分游离脂肪酸，对真菌和细菌的生长可起到一定的抑制作用。

四　皮肤的体温调节功能

合适的温度是机体进行新陈代谢和正常生命活动的必要条件。体温是指机体深部的平均温度，临床中常用腋窝温度、口腔温度及直肠温度来代表体温。人体体温随昼夜变化呈周期性波动，一般是凌晨体温最低，午后体温最高，全天波动幅度一般不超过1℃。体温与年龄、月经周期、肌肉活动量、情绪、进食、喝水、环境温度变化等情况均有一定相关性。

正常情况下，机体产热过程和散热过程处于动态平衡，这个过程称为体温调节。人体产热主要由基础代谢、食物特殊动力作用和肌肉活动产生。人体的散热主要依靠皮肤。散热方式有辐射、传导、对流和蒸发。当环境温度等于或高于体表温度时，蒸发是机体唯一的散热方式。人体具备完善的体温调节机制，通过调节产热过程和散热过程，维持体温相对稳定。

五 皮肤的感觉功能

感觉神经和运动神经的神经末梢与特殊感受器广泛分布于表皮、真皮及皮下组织内，可感知体内外的各种刺激，产生各种不同的感觉，引起机体相应的神经反射。皮肤内感觉神经末梢有三种：游离神经末梢、毛囊周围末梢神经网及特殊形状的囊状感受器。皮肤接受各种体内外刺激后，可产生多种神经肽，如 P 物质、神经激肽 A、血管活性肠肽等，这些细胞因子可与其相应受体结合，产生一系列生物学反应，并转换成动作电位，经神经传导到中枢神经系统，形成各种感觉。常见的皮肤感觉如触觉、压觉、冷觉、温觉、痛觉、痒觉等，均在皮肤中有相应感受器。

六 皮肤的免疫功能

皮肤直接与外界环境相连，同时与机体内部又有密切联系，其结构和功能的特殊性，决定了它具有很强的免疫防御能力。皮肤是人体抵御外界环境有害物质的第一道防线，构成了机体的外表屏障。随着免疫学的发展及对皮肤的深入研究，学者发现，皮肤还与机体免疫反应相关。皮肤不仅是免疫反应攻击的靶目标组织，其本身也可构成一个免疫系统，称为皮肤免疫系统。

在多种自身免疫性皮肤病中，如结缔组织病、天疱疮、大疱性类天疱疮、皮肤血管炎等疾病，皮肤是免疫反应的靶组织。例如，自身抗体介导表皮棘层松解，可导致天疱疮的发生；而接触性皮炎，则是因 T 淋巴细胞介导的表皮细胞损伤所致；在常见的色素性皮肤病白癜风的发病机制中，也存在 T 淋巴细胞介导损伤黑素细胞，导致皮肤颜色脱失，而针对 T 细胞的免疫调节治疗，有助于白斑的复色。

在正常皮肤无炎症的状态下，表皮内的免疫细胞包括具有抗原提呈作用的朗格汉斯细胞及少量 T 淋巴细胞，真皮内则有树突状细胞、巨噬细胞、肥大细胞、淋巴细胞等免疫细胞。免疫细胞可经血管持续迁移进入皮肤，发挥免疫作用，再经淋巴系统返回血液循环系统。

皮肤除以上各方面功能之外，还具备一定的呼吸功能，但其气体交换功能非常微弱，与肺的功能比较起来微乎其微。此外，皮肤还具有一定的内分泌及代谢功能，皮肤中可检测到类固醇激素及受体、多种蛋白质和多肽类激素。皮肤具有合成维生素 D 的功能，类固醇类如胆固醇可在表皮细胞中转变为 7—脱氢胆固醇，在紫外线照射后转化成有活性的维生素 D3，参与一系列重要的生物学过程。

第三节　皮肤色素沉着与调节

皮肤颜色因人而异，即使是同一人体的不同部位，皮肤颜色也深浅不一。肤色与种族、年龄、性别及外界环境等因素均有密切关系。正常皮肤的颜色由四种生物色素构成：褐色的黑素、红色的氧合血红蛋白、蓝色的还氧血红蛋白及黄色的胡萝卜素。

黑素主要分布于表皮，血红蛋白则位于真皮，而胡萝卜素为外源性色素，只能由外界摄入而不能由人体自身合成，过量食用胡萝卜素高含量的食物，如胡萝卜、橙子等，可能导致体内胡萝卜素过量而出现皮肤发黄的情况，此情况需注意与病理性黄疸鉴别。

黑素是决定皮肤颜色的主要因素。各种因素可通过影响黑素细胞本身、干预黑素合成、影响黑素小体移行等不同阶段进而影响皮肤色素。遗传因素决定了不同种族固有的肤色，皮肤受阳光照射后颜色可加深，这种肤色的可变性一定程度上也受到基因的调控。内分泌水平如促黑素细胞激素、促肾上腺皮质激素、雌激素等激素水平的波动也会影响黑素沉着。年龄对肤色亦有一定影响，随着年龄的增长，皮肤和毛囊中有活性的黑素细胞数量逐渐减少，故很多色素性皮肤病的发病与年龄也有一定相关性。紫外线对黑素系统具有广泛的影响，可激活黑素细胞，促进黑素细胞刺激素（MSH）分泌，增强受体的敏感性及活性，增加酪氨酸酶相关蛋白的表达水平，增强黑素小体的传递过程，从多个方面增加皮肤色素。皮肤发生炎症时，炎症介质释放，对黑素细胞的功能可产生重要影响，可导致色素沉着，也可导致色素脱失。此外，自由基对黑素细胞具有杀伤作用，在色素减少性皮肤病发生中发挥了重要作用。微量元素、维生素等对黑素细胞功能也具有一定影响，在临床色素性皮肤病治疗中，维生素 C 作为还原剂，在黑素代谢中使深色氧化性产物还原，使色素减退；维生素 E 作为抗氧化剂，使色素减少；烟酸缺乏可增加光敏感性从而出现色素沉着等。

第四节 黑素细胞

一 黑素细胞的结构和功能

黑素细胞来源于神经嵴细胞，在胚胎发育过程中经间充质迁移至目的部位。黑素细胞迁移的目的部位主要是表皮和毛囊，还包括眼葡萄膜（脉络膜、睫状体和虹膜）、软脑膜及内耳耳蜗。

在胚胎发育过程中，神经嵴细胞的迁移和存活依赖于细胞膜上的受体与胞外配体的相互作用。转录因子在胚胎发育中亦起重要作用。在胚胎发育过程中，黑素细胞弥散地分布在真皮中。在妊娠第 10 周左右，黑素细胞首先出现于头颈部位，到妊娠末期，发生程序性死亡，活跃的真皮黑素细胞大部分消失，遗留少部分存在于头颈部、肢端背侧及骶部，这三个解剖学部位也是真皮黑素细胞增生症和真皮黑素细胞瘤的好发部位。

黑素细胞也会迁移到毛基质的基底层和外毛根鞘。有假说认为，皮肤中存在两群黑素细胞，一群位于毛囊之间的表皮中，另一群则位于毛囊。毛囊间表皮中的黑素细胞更易在白癜风中遭到破坏，在白癜风的治疗过程中，毛囊部位的黑素细胞可发生活化和上行迁移，有助于白斑复色。

正常情况下，黑素细胞存在于表皮基底层中。正常皮肤中黑素细胞大约占基底层细胞的十分之一，黑素细胞的胞体位于基底层中，它们的树突可与角质形成细胞接触，最远可达棘层中部。黑素细胞与其周围 30～40 个角质形成细胞共同组成一个"表皮黑素单位",从而通过树突结构将黑素小体转运至角质形成细胞、毛基质以及黏膜层。但研究表明,黑素细胞与相邻的角质形成细胞不是以桥粒相连接,而是通过钙黏素相互作用。

表皮多巴染色显示,人体不同部位单位面积中黑素细胞数量有所差异,如生殖器区域的黑素细胞密度高于背部。但是,不同个体的相同解剖部位的黑素细胞密度差异很小。

正常肤色的决定因素是黑素细胞的活性,即产生黑素细胞的数量和质量,而非黑素细胞的密度。决定黑素细胞活性的因素,包括:单个黑素小体的特点,如大小、黑素合成过程中酶活性的基础水平和应激水平等。相较于浅色皮肤,深色皮肤内的黑素小体更大、含有更多黑素,在转运至角质形成细胞后,深色皮肤的黑素小体呈单个散在分布且降解得相对比较慢。

黑素代表了一群复合多聚体,其功能也是复杂多样的,既可作为物理屏障,也可灭活紫外线照射产生的过氧化自由基。

二 黑素小体

黑素小体是位于黑素细胞胞浆中的独特细胞器,通过区室化作用为细胞提供保护。黑素小体可保护细胞免受黑素前体物质,如酚类和醌类的氧化脂膜所造成的细胞损伤。黑素小体中含有基质蛋白和调节黑素合成的酶类物质,其中基质蛋白主要为黑素提供支架作用。大部分黑素生物合成途径中的蛋白质是糖蛋白,需要在内质网和高尔基复合体中经过翻译后修饰。经过糖基化和加工,黑素合成相关的酶包括酪氨酸酶等被包装于囊泡中并与基质蛋白(如 gp100)结合,启动黑素的合成。随着越来越多的黑素沉积于黑素小体,黑素小体可沿着微管迁移至树突中并准备向周围的角质形成细胞输送黑素。细胞骨架成分在促进黑素小体的转移中发挥了重要作用。

黑素小体由缺乏黑素的细胞器演变成完全黑素化的细胞器分为四个阶段,各阶段其形态及黑素沉积情况如下:

第一阶段:圆形,无黑素沉积。

第二阶段:椭圆形,明显的沿长轴方向的基质微丝,较少黑素沉积,高酪氨酸酶活性。

第三阶段：椭圆形，中度黑素沉积，高酪氨酸酶活性。

第四阶段：椭圆形，较多黑素沉积，电子致密，低酪氨酸酶活性。

黑素细胞以胞吐的方式释放黑素小体，继而被周围的角质形成细胞吞入胞内。不同部位的表皮黑素单位的活性有所不同，黑素小体转运至角质形成细胞后，经被膜包裹后形成次级溶酶体，随着角质形成细胞逐渐到达角质层，黑素小体也不断降解，最终随角质层细胞脱落而消失。

三　黑素生物合成的调节

黑素生物合成是一个多步骤的酶促生化反应，有着复杂而精细的调控。黑素主要分为两种，棕—黑色的优黑素和黄—红色的褐黑素。无论是优黑素还是褐黑素，用于生产它们的原材料都是酪氨酸，因此调节黑素合成途径最关键的是酪氨酸酶。酪氨酸酶控制着黑素合成的最初生化反应——酪氨酸的羟化。酪氨酸酶还负责催化黑素合成的其他步骤，如二氢吲哚的氧化。所以目前绝大部分的色素相关性皮肤病的研究都集中于酪氨酸酶。黑素合成的速率与酪氨酸酶的量及活性直接相关。酪氨酸酶编码基因的突变可导致酶功能的完全缺失，临床表现为白化病。

酪氨酸酶的活性受到多种因子的调节。其中，多巴可以增强酪氨酸酶的活性，酪氨酸酶相关蛋白1（TYRP1）可以稳定该酶活性。而氢醌和L-苯丙氨酸是酪氨酸酶的竞争性抑制剂，氢醌可用来治疗色素增加性皮肤病如黄褐斑。苯丙酮尿症患者由于缺乏L-苯丙氨酸羟化酶，导致体内L-苯丙氨酸堆积，因此患者常出现弥漫性的色素减退。酪氨酸酶是一种以铜为金属亚基的酶，它有两个铜结合位点，铜缺乏症可以导致皮肤色素减退。

20世纪70年代末，研究发现，除了酪氨酸酶，黑素生物合成过程中还存在其他的调控点，如多巴色素异构酶，其氨基酸序列与酪氨酸酶相近，也被称为酪氨酸酶相关蛋白2，它可以将多巴色素转化为5，6-二氢吲哚-2-羟酸。一种跨膜蛋白P蛋白，可能通过调控细胞内pH值或谷胱甘肽含量，调控酪氨酸酶的加工和转运。各种与黑素合成相关的酶以及各种调节蛋白相互作用，决定了黑素合成的水平和类型。

MSH 与其受体结合可影响优黑素与褐黑素产生的比例。研究表明，当 MSH 与受体结合后，它们的复合体与 G 蛋白复合体相互作用，随后活化腺苷酸环化酶，导致黑素细胞内 cAMP 水平升高。cAMP 水平升高可以活化酪氨酸酶，促进优黑素的生成。如果 MSH 与受体结合障碍，不能引发 cAMP 水平升高，黑素细胞则优先产生褐黑素。

紫外线照射下，可以观察到黑素细胞体积增大、酪氨酸酶活性提高。反复暴露于紫外线中，可以增强黑素小体转运至角质形成细胞的能力，并导致黑素细胞数量的增加。

四　黑素的排泄

黑素小体进入角质形成细胞后，可选择性地向细胞的表皮侧移动，多数聚集于角质形成细胞胞核的上方，由基底细胞向棘层细胞、颗粒层细胞移行，最后到达皮肤表面角质层，随角质层细胞脱落而消失，亦有少部分黑素小体在角质形成细胞内被溶解酶消化而消失。黑素小体除向上方移动外，也可从黑素细胞向真皮内移行，被组织细胞吞噬后从淋巴系统排出。在某些病理性疾病下，真皮内可见大量的色素颗粒及嗜色素细胞，在组织病理学上称为色素失禁。

参考文献

[1] 赵辨. 中国临床皮肤病学 [M]. 第二版. 南京：江苏科学技术出版社，2017.

[2] 朱学骏. 皮肤病学（教材版）[M]. 第二版. 北京：北京大学医学出版社，2017.

[3] 王侠生，廖康煌. 杨国亮皮肤病学 [M]. 上海：上海科学技术文献出版社，2005.

（曹翠香　李其林）

第二章 色素性皮肤病的治疗

色素性皮肤病分为两大类：色素减少性皮肤病和色素增加性皮肤病。

第一节 色素减少性皮肤病的治疗

色素减少性皮肤病的治疗目的是使皮损复色和停止发展。以白癜风为例，有多种疗法可使白斑复色。

一 光疗

光疗是白斑复色治疗的重要方法。窄谱紫外线、补骨脂素光化学疗法（PUVA）、308准分子激光等光疗方法均被应用于色素减少性皮肤病的复色治疗中。临床常选用窄谱UVB进行治疗，使用人群广泛，可取得良好效果。PU-VA可分为全身与局部两种疗法，但该方法较难控制剂量，个体反应存在很大差异，且存在光毒性反应风险，目前临床应用已较少。308准分子激光将高剂量光能直接照射到白斑皮损处，针对性更强，疗效更显著。

1. 窄谱紫外线

多项试验证实，窄谱UVB作为单一疗法在白癜风的治疗中有效。其作用机制为：窄谱UVB引起朗格汉斯细胞骨架及形态学改变，表面标志丧失，从而抑制免疫；表皮和真皮中T淋巴细胞在照射后大量死亡，数量减少，从而有效地抑制白癜风局部免疫反应，使黑素细胞胞体增大，树突增多，还可使毛囊黑素细胞增殖向上移行；窄谱UVB可激活过氧化氢酶，通过抗氧化机制有效治疗白癜风。

起始剂量一般为 $100 \sim 250 \ mJ/cm^2$，此后每次照射剂量增加 10% ~ 20%，直至照射部位出现红斑。治疗频率一般为每周 2 ~ 3 次。窄谱 UVB 治疗具有较多优点，如治疗时间短，不需使用药物，很少有光毒性反应，治疗后不需要严格的光防护，治疗后在色素减退区与正常皮肤之间不会出现明显的色差。窄谱 UVB 安全性较高，可用于儿童、孕妇和哺乳期妇女，也可应用于肝肾功能不全的患者。但亦有一定的副作用，短期副作用包括瘙痒、皮肤干燥等，长期副作用还未知，但有学者认为可能增加皮肤癌的患病概率。

2. 308nm 准分子激光

308nm 准分子激光是一种脉冲式氙氯气体激光，可穿透皮肤表层直达真皮浅层，作用机制为促使皮损局部 T 淋巴细胞凋亡，减少其对黑素细胞的破坏，并可通过刺激黑素细胞的迁移及增殖，改善表皮中的氧化应激相关指标，促进皮损的复色。作为新型的光疗技术，临床应用疗效显著，可在短期内改善患者皮损表现，缩短治疗周期，达到较好的复色率，同时对周围正常皮肤的损伤较小。其临床治疗程序及参数调整方法与窄谱 UVB 类似。

3. 补骨脂素光化学疗法

补骨脂素光化学疗法（PUVA）是指补骨脂素联合 UVA 照射。目前最常用的补骨脂素是 8 - 甲氧基补骨脂素（8 - MOP，甲氧沙林）。补骨脂素先经局部外用或口服，然后照射人工紫外线。治疗频率一般是每周 2 次。UVA 的初始剂量为 $0.5 \sim 1.0 \ J/cm^2$，随后剂量逐渐增加，直至照射部位出现轻微红斑，但不伴随明显不适症状。UVA 照射剂量不宜过高，以免出现光毒性红斑导致同形反应。PUVA 的有效率存在个体差异，流行病学研究表明，PUVA 的有效区域一般是面部、四肢中部及躯干部位，其总治疗次数需达到 50 ~ 300 次。由于其疗效并不优于窄谱 UVB，且不良反应多，因此已被窄谱 UVB 取代。

4. 其他光疗方法

凯林联合 UVA 治疗、苯丙氨酸联合 UVA 治疗也曾被用于白癜风的复色治疗，这些方法的有效性仍存在争议，且考虑到药物的毒性，目前已不推荐该类疗法。

5. 光疗联合疗法

光疗联合疗法疗效优于单一疗法，如光疗＋激素口服或外用、光疗＋钙调神经磷酸酶抑制剂外用/维生素 D3 衍生物外用/光敏剂外用、光疗＋口服中药制剂/抗氧化剂、光疗＋移植治疗、光疗＋点阵激光治疗/皮肤磨削术。

二　糖皮质激素

糖皮质激素可用于白癜风的治疗。局部外用糖皮质激素可促进白斑复色，系统应用糖皮质激素则可快速控制活动期白癜风的进展。皮损处注射糖皮质激素可能引发局部皮肤萎缩等不良反应，且疼痛明显，目前已不推荐使用。

三　钙调神经磷酸酶抑制剂

局部外用免疫抑制剂，如他克莫司、吡美莫司等钙调神经磷酸酶抑制剂，也能取得较好的疗效。作用机制：抑制钙调神经磷酸酶活性，进而抑制 T 细胞活化和炎症细胞因子的产生，阻断导致黑素细胞破坏的级联反应，促进黑素细胞增殖，同时增加酪氨酸酶的活性和表达，促进黑素再生及黑素细胞向白斑区迁移。详细用药方案参见各论各章节。

四　维生素 D3 衍生物

使用卡泊三醇软膏、他卡西醇软膏，通过诱导黑素细胞上的维生素 D 受体或调节细胞内钙紊乱而诱导酪氨酸酶的活性，促进黑素合成。

五　移植治疗

对于那些稳定期、经多种方法治疗仍没有显著疗效的白斑，可考虑自体移植。自体移植包括自体表皮移植、黑素细胞培养后移植、毛囊黑素细胞移植等。对于稳定期、对药物治疗无效的白斑，采用表皮移植可使白斑复色。自体提取的黑素细胞经体外培养后，也可使白斑重新变黑。

六 其他治疗

对于现有办法仍然很难复色的白斑皮损，亦可尝试在局部文身，可达到一定的美容效果。而对于泛发型白癜风患者，如果暴露部位仅存有很小面积的正常色素皮肤时，可采取褪色剂治疗，但褪色剂常发生刺激性接触性皮炎，且褪色后局部需要终身采取光保护措施。Q 开关红宝石激光也可引起脱色。

基于天然抗氧化机制缺陷的白癜风发病假说，大量抗氧化制剂也被用于白癜风的复色治疗。部分医师使用硒剂、甲硫氨酸、维生素 E、辅酶 Q10、硫辛酸等药物来治疗白癜风，但目前仍缺乏随机对照试验或大样本的临床疗效来观察。

除白癜风外，许多遗传性疾病或综合征存在色素减退皮损，如白化病、斑驳病、Waardenburg 综合征、Tietz 综合征等，结节性硬化也存在色素减退性斑片，无色素痣、贫血痣等疾病也表现为白斑，这些遗传性疾病相关的白斑缺乏有效的治疗方法。炎症后色素减退也是临床常见的皮肤色素异常性疾病，很多皮肤病可导致炎症后色素减退，如银屑病、单纯糠疹、脂溢性皮炎、硬化性苔藓、红斑狼疮、特应性皮炎等，需要积极治疗原本的炎症性疾病，当病变得到控制后，色素减退部位一般可缓慢复色。如黑素细胞完全丢失，亦可考虑表皮移植或黑素细胞移植。有些皮肤病如花斑癣、麻风等均可能存在色素减退斑。大量的化学或药物制剂也可以导致皮肤和毛发的色素减退，常见的脱色化合物有酚类、儿茶酚类、巯基类等，停止接触后部分白斑可逐渐复色。

第二节 色素增加性皮肤病的治疗

色素增加性皮肤病的治疗目的是使皮肤颜色恢复至正常肤色。因紫外线可诱导黑素合成增多，故所有黑素增加性皮肤病均应做好光防护措施，即积极运用帽子、防晒服、广谱防晒霜等手段减少日光暴露。

色素增加性皮肤病，根据黑素细胞、黑素颗粒的主要分布部位不同，可分为表皮色素增加性皮肤病（如雀斑、咖啡斑、脂溢性角化）、真皮色素增加性皮肤病（如太田痣）、真表皮混合色素增加性皮肤病（如黄褐斑）三种。较为表浅的色素斑，可予以局部外用药物治疗或化学剥脱术治疗。真皮色素沉着斑治疗难度相对较大。传统的治疗方法有冷冻、电灼、磨削、化学剥脱等，治疗原理为非选择性地破坏黑素细胞，但相对治疗效果较差，且存在较多不良反应，如术后色素沉着、色素减退甚至形成瘢痕。随着激光技术的发展，多种新型激光不断上市，相比于传统方法，激光疗效好、安全性高、不良反应少，被广泛应用于皮肤科临床工作中。多种激光可用于色素增加性皮肤病的治疗，主要有 Q 开关倍频 Nd - YAG 激光、Q 开关红宝石激光、Q 开关翠绿宝石激光、强脉冲光（IPL）、点阵激光和皮秒激光等。

一　外用药物

外用药物局部治疗目前推荐的是一种包含氢醌、维 A 酸及糖皮质激素的复方制剂。氢醌是局部脱色治疗的关键，其作用机制主要是与酪氨酸竞争，减少酪氨酸酶将酪氨酸转变为多巴醌，此外氢醌还可以选择性破坏黑素小体及黑素细胞。局部还可外用曲酸、壬二酸等制剂脱色，水杨酸及甘醇酸化学剥脱术也可作为辅助治疗。烟酰胺具备抗炎作用，可抑制黑素小体的转移，在色素增加性皮肤病中有一定应用价值。此外还有鞣花酸、桑葚精油、寡胜肽等多种外用药物可供选择。外用药物通常起效缓慢，需患者积极配合治疗。

外用糖皮质激素：糖皮质激素是治疗皮肤病的主要化学药物，具有抗炎、免疫抑制、抗增殖、收缩血管等生物学效应，可用于多种皮肤病的治疗，色素性疾病中主要应用于白癜风的治疗，还可与部分脱色剂如氢醌或维 A 酸形成复方制剂用于色素增加性皮肤病。

二　脱色剂

氢醌：氢醌是酪氨酸酶系统抑制剂，可阻断酪氨酸酶催化黑素合成过程，但不破坏黑素细胞，也不能破坏已形成的黑素，具有皮肤脱色作用，可配制成

2%~3%乳膏、软膏或霜剂。晚上涂抹于患处，可用于治疗黄褐斑、炎症后色素沉着等色素增加性皮肤病。但此药极易氧化，制药及用药过程中需注意药物的稳定性。

曲酸及熊果苷：曲酸是酪氨酸酶抑制剂，通过与酪氨酸酶中的铜离子螯合而使其失去作用，抑制黑素合成。熊果苷可竞争性抑制酪氨酸酶的活性，外用于色素增加性皮肤病。

壬二酸：也称杜鹃花酸，其在体内是酪氨酸酶的竞争性抑制剂，可抑制多巴与酪氨酸酶起反应，对黑素细胞有直接抑制作用，但对正常细胞则无明显作用。此外，壬二酸还具备抗菌、抗炎作用，有助于减少炎症后色素沉着的发生。

维A酸类药物：有全反式维A酸、异维A酸、阿达帕林、他扎罗汀等不同制剂，部分制剂可用于黄褐斑、炎症后色素沉着、黑变病等疾病的治疗。

三 口服药物

还原型谷胱甘肽：谷胱甘肽是一种三肽化合物，分为还原型和氧化型两种。还原型谷胱甘肽有活性，可通过巯基结合体内的自由基，使其转化成酸类物质而代谢。其清除氧自由基、抗氧化的机制，可用于黄褐斑等色素性皮肤病的临床治疗。

维生素类：多种色素性皮肤病存在氧化—抗氧化的紊乱，维生素制剂包括维生素C、维生素E等均具备抗氧化作用，可减少黑素在分解代谢过程中被氧化，还可提供具有活性的氢原子以结合氧自由基，抑制脂质过氧化，可协同抵御紫外线，预防色素沉着的发生。

性激素类药物：部分色素增加性皮肤病如黄褐斑常见于女性，部分口服避孕药患者黄褐斑病情可加重，提示可能与雌激素水平紊乱有关。系统性运用抗雌激素治疗，可以通过减少黑素细胞雌激素来降低黑素的生成，对黄褐斑可能发挥一定的作用。

氨甲环酸：氨甲环酸是一种纤溶酶抑制剂，也是赖氨酸类似物，在动物实验中可阻止紫外线诱发的色素沉着。氨甲环酸可通过阻止纤溶酶原与角质形成细胞结合，致使花生四烯酸及前列腺素分泌减少，从而使酪氨酸酶活性降低，减少黑素小体的合成。口服氨甲环酸方便有效，但需坚持 6 个月以上疗程。也有研究将氨甲环酸用于局部注射治疗，可明显改善黄褐斑的皮损。

除了外用和口服药物以外，目前还可通过透皮给药技术，如微针、水光针等，可使皮肤受到机械性损伤，打开皮肤通道，使相关药物的透皮吸收增加，从而增强临床疗效。

四　化学剥脱术

化学剥脱术治疗皮肤病历史悠久。近年来皮肤界逐渐采用相对分子质量小的果酸做化学剥脱来治疗一些皮肤病，因其不良反应较小，疗效确切，越来越受到临床医师的关注和重视。

果酸根据化学结构可分为 α - 羟酸、β - 羟酸及 α/β - 羟酸等，其相对分子量较小，水溶性和渗透力都很强，很容易穿透角质层被皮肤吸收。α - 羟酸中最突出的是甘醇酸，而应用最多的是 β - 羟酸（即水杨酸）。低浓度的果酸有表皮松解作用，高浓度时可导致表皮角质剥离，损伤和再上皮化的过程可清除表皮损伤与色素沉着，加快角质细胞及上层表皮细胞的代谢速度，对于一些较为表浅的色素性皮肤病，治疗效果良好。果酸还能够促进真皮层胶原蛋白的纤维增生与重新排列，从而使真皮内基质增加，对提高皮肤弹性及光滑度、淡化瘢痕等也具有显著疗效。

五　光电疗法

Q 开关激光：Q 开光激光是在选择性光热作用理论指导下治疗色素性疾病的较有效、安全的治疗方法，广泛运用于皮肤科临床治疗，取得了良好的疗效。Q 开关激光的作用原理是选择性破坏黑素小体，在激光作用瞬间使色素颗粒气化、碎裂，损伤的细胞经结痂或吞噬细胞吞噬而排出体外。由于激光脉冲时间小于皮肤组织的热弛豫时间，Q 开关激光一般不损伤周围正常组织。

常用的 Q 开关激光有 Q 开关 ND：YAG 1 064/532nm 激光、Q 开关 694nm 红宝石激光、Q 开关 755nm 翠绿宝石激光，均为纳秒级脉冲激光，可根据不同色素性疾病的特点选择合适的仪器及治疗参数。随着科技的发展，皮秒激光被引入临床，其作用原理是基于光机械作用原理。皮秒激光脉宽（皮秒）只有传统 Q 开关激光（纳秒）的千分之一，由于脉宽超短，几乎不产生光热效应，从而明显减少对周边组织的热损伤；光能直接被靶组织吸收后产生光机械作用，导致靶组织爆破成更微小的颗粒，更利于其被吞噬细胞清除。同时皮秒激光特有的蜂巢模式，通过蜂巢透镜将每一束激光重新聚焦生成新的数百个激光点，将老化细胞及弹性纤维击破，刺激真皮胶原纤维和弹性纤维再生。可用于各种表皮及真皮色素增加性皮肤病，如黄褐斑、雀斑、咖啡斑、脂溢性角化病、雀斑样痣、Becker 痣、太田痣、文身等，其优点是疼痛感较少、复工期短、不良反应相对较少，在疗效和安全性方面获得了较为满意的效果。

强脉冲光：强脉冲光可发射出 500～1 200nm 的光束，在此区间黑素细胞有广泛的吸收波长。强脉冲光治疗色素增加性疾病的机制可能还是基于选择性光热作用原理，其发射瞬间产生的强大脉冲能量，可破坏靶色素，色素被选择性热损伤进而排出体外。强脉冲光可根据患者肤色调整参数，治疗相对温和，局部灼热及疼痛感可忍受。且强脉冲光不仅可清除色素，同时还可作用于真皮浅层，刺激胶原及弹性纤维增生，改善皮肤整体状态，具有面部年轻化的综合效果。

点阵激光：点阵激光最初的适应证是皮肤年轻化，但临床中发现，点阵激光对于某些色素性疾病也有一定的效果，其具体机制尚不明确，推测可能是点阵激光加速了黑素的经表皮清除，或使真皮浅层的噬黑素细胞崩解，促使其释放黑素小体至真皮中，从而改善外观。点阵激光包括非剥脱点阵激光（1 550nm 铒玻璃点阵激光、1 410nm 点阵激光、694nm 红宝石点阵激光）和剥脱性点阵激光（2 940nm 铒点阵激光、10 600nm 二氧化碳点阵激光）。

多项研究证实了非剥脱点阵激光的疗效。非剥脱点阵激光是一种物理治疗方式，利用均匀的激光光束对色素细胞进行破坏，从而减少色素的沉着，可用于治疗色素增加性皮肤病。并且该激光光束可对皮肤产生热损伤，进而启动皮肤组织愈合机制，刺激新胶原及表皮细胞的形成，促进皮肤创面的愈合，改善皮肤的质地。小样本临床对照研究表明，低能量二氧化碳点阵激光也可作为色素增加性皮肤病的一种有效治疗手段。但点阵激光在色素增加性皮肤病中的应用，仍需大样本临床观察来验证其确切疗效。

溴化亚铜激光：溴化亚铜激光为578nm和511nm的双波长激光，可以单独或序贯发射511nm和578nm波长的激光，前者靶基为血管，后者靶基为色素。研究表明此种激光对色素性疾病的疗效不统一，仍需大样本临床实践。

参考文献

［1］赵辨. 中国临床皮肤病学［M］. 第二版. 南京：江苏科学技术出版社，2017.

［2］朱学骏. 皮肤病学（教材版）［M］. 第二版. 北京：北京大学医学出版社，2017.

［3］王侠生，廖康煌. 杨国亮皮肤病学［M］. 上海：上海科学技术文献出版社，2005.

［4］中国中西医结合学会皮肤性病专业委员会色素病学组，中华医学会皮肤性病学分会白癜风研究中心，中国医师协会皮肤科医师分会色素病工作组. 中国黄褐斑治疗专家共识（2015）［J］. 中华皮肤科杂志，2016，49（8）：529－532.

［5］中国中西医结合学会皮肤性病专业委员会色素病学组. 白癜风诊疗共识（2018版）［J］. 中华皮肤科杂志，2018，51（3）：247－250.

［6］张振，申洁，赵俊英，等. 黄褐斑的光疗进展［J］. 中国激光医学杂志，2016，25（6）：384－389.

［7］夏志宽，张金侠，杨蓉娅. 黄褐斑药物治疗新进展［J］. 中国美容医学，2019，28（5）：22－24.

（曹翠香　李其林）

第三章 中医对色素性皮肤病的概述

第一节 中医对皮肤的认识

皮肤分表皮和真皮两层，表皮在皮肤表面，又可分成角质层和生发层两部分。真皮比表皮厚，有丰富的血管和神经。皮肤下面有皮下组织，属于疏松结缔组织。皮肤还有毛发、汗腺、皮脂腺、指（趾）甲等许多附属物。正如中医学角度的肤腠、玄府、毛发等。具体陈述如下：

肤腠：肤，身体之表皮也；腠，肌肉之纹理也。《杂病源流犀烛》曰："皮也者，所以包涵肌肉，防卫筋骨者也。"《灵枢》说："肺应皮，皮厚者，大肠厚；皮薄者，大肠薄；皮滑者，大肠直。心应脉，皮厚者，脉厚；皮薄者，脉薄；皮缓者，脉缓。肾应骨，密理厚皮者，三焦膀胱厚，粗理薄皮者，三焦膀胱薄；皮急而无毫毛者，三焦膀胱急。"故而言之，皮之厚薄与脏腑关系密切。腠主司津液渗泄，人身精气得以外达，主要是靠腠理，人体毫毛和孔窍均归腠理主管，表现为人体只有皮易死，亦易复生。

玄府：又名汗孔、元府、鬼门等，其含义是汗液色玄，从空而出，以汗聚于里，溱溱外泄。正常情况下，卫气者，温分肉，充皮肤，肥腠理，司开阖，故而汗垢从此而出，风邪从此而入。

毛发："毛发也，所以为一身之仪表也。"毛，统词，是言一身之毛及眉须髭髯前后二阴之毛；发，专指只生于头部者。毛发的生化之源，主要与冲、任两脉有关，诚如《杂病源流犀烛》所说："冲为血海，任脉为阴脉之海，二脉皆起于胞中，上循腹里，其浮而外者循腹右上行，会于咽喉，列而络唇口，血气盛则充肤热肉，血独盛则渗皮肤，生毫毛。然则毛发之生，皆由二脉之盛也，明矣。"然从经络与脏腑的盛衰而言，"肾华于发，精气上升，则发润而黑"；足阳明之上，气血盛则髯美长，血少气多则髯短，气少血多则髯少，血气皆少则髯无；足少阳之上，气血盛则通髯美长，血多气少则通髯美短，血少气多则少髯，血气皆少则无须；足太阳之上，血气盛则美眉，血多气少则恶眉。手阳明之上，血气盛则髭美，血少气多则髭恶，血气皆少则无髭；手太阳之上，血气盛则多须；手少阳之上，血气盛则眉美以长。足阳明之下，血气盛则下毛美长至胸，血多气少则下毛美短至脐，血气皆少则无毛，有则稀枯悴；足少阳之下，血气盛则胫毛美长，血多气少则胫毛美短，血少气多则胕毛少，气血皆少则无毛。手阳明之下，血气盛则腋下毛美；手太阳之下，血气盛则掌肉充满，血气皆少则掌瘦以寒；手少阳之下，血气盛则手卷多肉以温，血气皆少则寒以瘦。

第二节　色素性皮肤病中医病因病机

《医学源流论》说："凡人之所苦，谓之病。所以致此病者，谓之因。"然其致病的因素，色素性皮肤病大致概况为六淫侵袭、饮食不节、房劳损伤、七情郁结、各种伤害等。

六淫侵袭：以风邪为主，风分外风和内风。外风指六淫之首的风邪，内风指肝血不足。外风，经云："风为百病之长"，凡发无定处，风性善行数变，导致色素斑发无定处，泛发全身。内风，肝血不足，血气不和，肌肤失于濡养，故见色素脱失斑。

饮食不节：饮者，水也，无形也；食者，物也，有形也。朱丹溪曰："饥饿不饮食与饮食太过，虽皆失节，然必明其二者之分；饥饿胃虚，此为不足；饮食停滞，此为有余。"饮食不节，劳倦过度，忧思日久，禀赋不足，年老体衰，导致脾胃虚弱，脾胃为后天之本，脾之阴液充足，脾之阳气健运，则消化吸收和运输布散机能旺盛，人体营养物质充沛，水液代谢正常，机体保持正常生理功能。

当各种原因致使脾胃功能失常时，纳和化、升和降、燥和湿等方面不能协调统一，气血生化乏源，导致气血亏虚，脉络不充，水谷精微无以营运周身组织器官，肌肤脉络失养，肤色不荣，引起皮肤出现色素脱失或色素沉着。

房劳损伤：房劳包括房事过度和劳倦两类致病因素。房事过度主要指性生活过度、早婚及妇女生育过多等导致肾精亏损；劳倦伤脾，导致元气的虚怯，肾精亏虚、元气虚怯，致使机体气血不和、血不荣肤，皮肤失去了正常的形态及色泽。或肌肤甲错，或毛发枯槁，或色素沉着，或色素脱失。

七情郁结：喜、怒、忧、思、悲、恐、惊称为七情，是人在日常生活环境中，对客观事物所产生的正常精神意识活动。当人长期受到精神刺激，或受到剧烈的精神创伤，则影响脏腑功能，功能失调是内伤致病的主要因素。情志为病，多由恚怒伤肝，忧思伤脾，以及五志过极，郁结于内，日积月累，气血经络凝滞而成色素沉着或色素脱失。

第三节 色素性皮肤病的症状

色素异常包括色素沉着和色素减退或消失。色素沉着多与气血不和有关，若色泽淡褐则多属血弱失华；色泽黑褐或为肾有瘀瘕，或为肾虚而本色显露于外。所以色素沉着是各种原因导致黑素在皮肤中增加引起皮肤色素斑，具体表现为黄褐斑、雀斑等。色素减退或消失，常为风淫、血瘀和脏腑病变所引起的一种外观表象，具体表现为白癜风、晕痣等。

第四节 色素性皮肤病的中医治疗

皮肤病的治疗，要根据辨证中所搜集的资料，结合不同形态的皮肤损害，灵活地运用各种治疗措施，达到"治病必求其本"的目的。《素问·至真要大论》中云："寒者热之，热者寒之，微者逆之，甚者从之，坚者削之，客者除之，劳者温之，结者散之，留者攻之，燥者濡之，急者缓之，散者收之，损者温之，逸者行之，惊者平之，上之下之，摩之浴之，薄之劫之，开之发之，适事为故。"皮肤病多数发生在肌表，故其辨证既要整体与局部结合，又要内治与外治兼顾。

一 内治法

古人谓："治外必本诸内，治内亦即治外。"总的原则，应审证求因、辨证施治。根据临床辨证和皮肤病的特点，内治法的治疗原则具体如下：

1. 疏肝解郁，调理气血法

适用于肝郁气滞、气机不畅之证，临床常见肝郁化火，蕴于肌肤诸症，或因肝郁气滞、肾水不足所致的一些色素性皮肤病，如黄褐斑、黑变病、白癜风等。常用药物有柴胡、郁金、香附、青皮、陈皮、川楝子、枳壳、厚朴、木香等。

2. 健脾理气，和胃祛湿法

多用于脾胃湿阻或脾胃虚弱证，临床常见色素沉着或色素脱失，面色萎黄，神疲乏力，少气懒言，大便溏薄，脘腹胀满，舌淡，苔薄微腻，脉濡细缓。常用药物有白术、茯苓、当归、党参、薏苡仁、黄芪、川芎、白芍、陈皮等。

3. 补益肝肾，养血活血法

常用于治疗肝肾不足，体弱，憔悴，口干咽燥，虚烦不眠，骨蒸潮热，低热不退，腰膝软萎，手足不温，舌红少苔或舌淡体胖，脉细数无力之证。临床上常见于白癜风、晕痣等。常用药物有沙参、麦冬、熟地、生地、元参、石斛、女贞子、枸杞子、龟板、鳖甲、玉竹、旱莲草、黄檗、知母等。

4. 补益气血，扶助正气法

适用于气血虚弱或久病消耗气血，病体虚弱，正气不足，皮损颜色暗淡无光或出现脱失斑等证，亦可用于因久病大病之后而致阴阳不调，气血失和，上火下寒，上实下虚，水火不济，心肾不交之严重证候。常用药物有黄芪、党参、沙参、首乌藤、鸡血藤、天仙藤、白术、当归、茯苓、熟地、黄精、赤白芍、丹参、人参等。

5. 理气活血，祛风通络法

适用于风水相搏、经络瘀阻证。临床常见皮肤白斑边界清楚，常有白斑边缘色素加深，部位固定，或伴有面色发暗，唇甲青紫；舌质紫暗或有瘀斑，舌下静脉迂曲，苔薄，脉弦涩或细涩等。常用药物有当归、桃仁、红花、川芎、白芷、赤芍、丹参、鸡血藤、乳香、没药、地龙、黄芪、威灵仙等。

二　外治法

外治法在皮肤病治疗中占重要的位置，《太平圣惠方》中记载用白敛散、乌蛇散等外涂治疗白癜风；《外科大成》中记载"白驳疯，生于颈面，延及遍体，其色驳白。亦无痛痒，形如云片。宜先刮患处至燥痛，取鳗鱼脂敷之"。在临床实践中，外用药物治疗皮肤病，使用恰当则可缩短疗程，提高疗效。在临床应用中，一定要根据皮损的部位、范围、性质以及患者皮肤的耐受情况辨证施治，合理地选择有针对性的药物和剂型。

外用药物剂型较多，具体如下：

中药药浴：药浴疗法即药物直接作用于病灶部位，通过温热作用，作用于皮肤或经穴，进入经络血脉之中，可以显著改善机体微循环障碍、皮肤色素脱失等症状，亦可激活机体酪氨酸酶活性，促进黑素细胞内黑素的生成。如用补骨脂、干姜、桂枝、艾叶、黄芪、木香、郁金、怀牛膝、甘草各 10g，40℃泡洗皮损部位 15 分钟。

酊剂：酊剂是以酒或以酒为溶媒制备的液体药剂，其中不含有固体粉末。常用的酒有黄酒与白酒。目前常用 50% ~60% 的酒精代白酒用，具有散瘀活血，刺激色素产生的作用。用棉棒或毛笔蘸取酊剂，直接外涂患处，一日 1 ~ 2 次，如白癜风选用白斑酊、复方补骨脂酊、复方蛇补酊等。

霜剂：霜剂是油与水混合振荡再加入乳化剂、药物制成的半固体剂型，能够使一种液体较稳定地分散于另一种液体中，兼具亲脂性和亲水性，有润滑不油腻、护肤退斑作用。《外科正宗》说："以白石灰一升，用水二碗和匀，候一日许，用灰上面清倾入碗内，加麻油对分和匀，以竹筋搅百转，自成稠膏。"用棉棒或毛笔蘸霜取剂直接涂抹在患处，或者铺在消毒纱布上敷贴患处，一日换 1～2 次。霜剂最好是临时配制，特别是含有新鲜药汁的霜剂。目前白癜风的外擦霜剂有补骨脂霜剂、白灵霜等。

散剂：又称粉剂、药粉、药面。是将一种或多种药物干燥后，研成细末，再用 100～200 目细罗筛过筛备用。散剂是中医传统疗法之一，早在《黄帝内经》中就有用散剂治疗疾病的记载，"散者散也，去急病用之"。具有易分散、奏效快的特点，有收敛、刺激黑素细胞产生色素的作用。例如用消白散治疗白癜风，用增白散治疗黄褐斑等。

乳膏：将单味或复方中药研成细末，与基质调成一种均匀、细腻、半固体状的剂型。传统的基质有猪脂、植物油、蜂蜜、酒、食醋、凡士林、羊毛脂，具有祛斑美白、抑制黑素合成的作用。例如用复方熊果苷乳膏、丝白祛斑乳膏等治疗黄褐斑。

三　针灸疗法

针灸疗法是一项重要的外治法，针灸治疗皮肤病疗效确切，并可提高机体双向免疫功能。针和灸是两种不同的外治法。针刺，是应用金属制的毫针刺入人体的穴位，通过刺激以治疗疾病；灸法，是使用艾叶制成的艾绒或艾条，烧灼体表的某一特定部位，通过温热刺激而起治疗作用。

针法：针刺时采取适当的体位，一般为卧位和坐位。针刺方向分为直刺、斜刺、横刺。针刺治病，当深则深，当浅则浅，针刺深浅常与体质、年龄、病情、部位、季节以及术者经验有关。治疗白癜风，采用 25mm 毫针围刺白癜风皮损边缘，针间距为 1cm，45°角斜刺 5～10 mm，留针 20 分钟，10 分钟行针 1 次，采用捻转法。治疗黄褐斑，毫针针刺疗法血海、三阴交、足三里、曲池、肺俞等穴位，肝郁气滞加太冲、行间；脾虚湿盛加脾俞、丰隆；肝肾亏虚加蠡沟、肾俞、太溪。

火针：火针疗法，又称燔针，最早见于《灵枢》，正式定名于《千金要方》，之后历代均有记录。火针刺法称为"焠刺"，是将针体烧红直至发白，然后快速刺入皮损部位，正如《针灸大成》说："灯上烧，令通红，用方有功。若不红，不能去病，反损于人。"火针能刺激皮损局部，能温经散寒、活血化瘀、扶正祛邪、刺激局部、疏通经络、调和气血，促进局部气血通畅，扩张毛细血管，促进血液循环，激发酪氨酸酶活力，促进黑素生成。火针点刺阿是穴（皮损局部）及足三里等相应穴位用于治疗白癜风等色素性皮肤病。方法：消毒皮肤后，用紫药水或碘酒标明病变部位，然后将特制的火针放在酒精灯上烧灼，待针身烧红后，迅速而准确地刺入和退出，最好用消毒棉球按压针孔。

灸法：灸法古称"灸焫"，又称艾灸。指以艾绒为主要材料，点燃后直接或间接熏灼体表穴位的一种治疗方法。也可在艾绒中掺入少量辛温香燥的药末，以加强治疗作用。该法有温经通络、升阳举陷、行气活血、祛寒逐湿、消肿散结、回阳救逆等作用。火针配合灸法治疗可起到疏通经络、调气和血的目的。所灸部位既可选择局部皮损处也可根据辨证选择相应的穴位。用于治疗白癜风、黄褐斑等色素性皮肤病。

四 其他疗法

拔罐疗法：拔罐疗法是使用特制器具如玻璃火罐，利用燃烧等方式排除罐内空气形成负压，并使罐吸附于体表，造成局部瘀血，以达到通经活络、行气活血、消肿止痛、祛风散寒等作用的疗法。

穴位埋线：穴位埋线是一种特殊的针灸治疗方法，它是通过特制的针具，将羊肠线或者其他的可吸收的线植入特定的穴位上，起到长久的、持续的、温和的刺激，从而达到治疗疾病的目的。

刮痧疗法：刮痧疗法是通过特制的刮痧器具和相应的手法，蘸取一定的介质，在体表进行反复刮动、摩擦，使皮肤局部出现红色粟粒状或暗红色出血点等"出痧"变化，从而达到活血透痧的作用。因其简、便、廉、效的特点，临床应用广泛。刮痧可以扩张毛细血管，增加汗腺分泌，促进血液循环。刮痧疗法在临床上被用于治疗完全型顽固性白癜风。完全型顽固性白癜风一般病程长久，白斑皮肤增厚，外涂药物也较难渗透。用刮痧疗法治疗，可改善白斑局部的血液循环，可使白斑处增厚的皮肤变薄或变柔软。刮痧也可使局部汗孔开泄、促进邪气外排、改善微循环、清洁经脉，又可疏通经络、宣通气血、活血祛瘀、调理脏腑，从而达到治疗黄褐斑的作用。

耳穴疗法：耳穴疗法是指通过不同的方法刺激耳部的穴位，以达到治疗疾病的目的。常见的耳穴疗法有埋压法（埋针、埋豆）、针刺法、割治法、刺血法、药物注射法、电针疗法等。耳穴疗法治疗皮肤病遵循中医学中的整体观念及辨证论治原则，着眼于人体的脏腑经络、气血阴阳，并结合现代医学知识，多途径发挥综合调整作用。例如，耳穴疗法治疗黄褐斑多以耳穴刺血的方法，常用的穴位有耳尖、肝阳、上屏尖、肾上腺、肺、扁桃体等。

参考文献

［1］赵辨. 中国临床皮肤病学［M］. 第二版. 南京：江苏科学技术出版社，2017.

［2］朱学骏. 皮肤病学（教材版）［M］. 第二版. 北京：北京大学医学出版社，2017.

［3］王侠生，廖康煌. 杨国亮皮肤病学［M］. 上海：上海科学技术文献出版社，2005.

［4］中国中西医结合学会皮肤性病专业委员会色素病学组，中华医学会皮肤性病学分会白癜风研究中心，中国医师协会皮肤科医师分会色素病工作组. 中国黄褐斑治疗专家共识（2015）［J］. 中华皮肤科杂志，2016，49（8）：529－532.

［5］中国中西医结合学会皮肤性病专业委员会色素病学组. 白癜风诊疗共识（2018版）［J］. 中华皮肤科杂志，2018，51（3）：247－250.

［6］张振，申洁，赵俊英，等. 黄褐斑的光疗进展［J］. 中国激光医学杂志，2016，25（6）：384－389.

［7］夏志宽，张金侠，杨蓉娅. 黄褐斑药物治疗新进展［J］. 中国美容医学，2019，28（5）：22－24.

［8］王慧敏，古丽丽. 中医视角的黄褐斑病因的探讨［J］. 首都食品与医药，2012（12）：43.

［9］卢山．黄褐斑的中医辨证论治［J］．现代医药卫生，2012，28（14）：2213－2214.

［10］赵雅玲，刘涛峰．中医治疗白癜风研究进展［J］．河南中医，2013，33（11）：2038－2040.

［11］赵炳南，张志礼．简明中医皮肤病学［M］．北京：中国中医药出版社，2014.

［12］徐宜厚，王保方，张赛英．皮肤病中医诊疗学［M］．北京：人民卫生出版社，1997.

（汤　楠　吴艳华）

下 编　各　论

　　色素性皮肤病分为色素减少性皮肤病和色素增加性皮肤病。色素减少性皮肤病，如白癜风、晕痣、白化病、老年性白斑等；色素增加性皮肤病，如黄褐斑、雀斑、黑变病、颧部褐青色痣等。各论重点介绍色素性皮肤病的病因及发病机制、临床表现、组织病理、皮肤影像学、诊断及鉴别诊断、治疗等。同时介绍了白癜风和黄褐斑的慢病管理，从白癜风和黄褐斑的预防、健康教育、医护伦理要求、日常管理、门诊管埋入手，对白癜风和黄褐斑患者进行全程管理，使患者早日康复。

第四章 色素减少性皮肤病

色素减少性皮肤病是皮肤黑素部分减少或相对缺乏导致皮肤出现白斑或比自身肤色略淡的疾病。前者常由于黑素细胞的缺乏或黑素代谢某一环节的异常导致黑素生成减少或缺乏，如白癜风、白化病等。后者需排除假色素减退现象，如在花斑癣、单纯糠疹或红斑鳞屑性皮肤病中，由于异常的表面角蛋白或微生物聚集的遮光作用致局部晒黑作用受抑制，引起比自身肤色略浅的损害。

第一节 白癜风

一 概述

白癜风（vitiligo）是一种常见的获得性色素脱失性疾病，被认为是一种自身免疫性疾病，临床表现以无症状的皮肤黏膜白斑为主，常发生于头面部及肢端等摩擦部位，严重影响患者的自信心及生活质量。白癜风全球患病率为0.1%~2%，我国人群患病率为0.56%。白癜风随人种、肤色而异。一般肤色深的人群比肤色浅的发病率高，黄种人介于黑种人和白种人之间。

在中医古代文献中又有"白癜""白驳风""斑白""白驳""斑驳""白癫""龙舐"等名称。最早记载"白癜"之名的是隋代巢元方所著的《诸病源候论》："风白驳者，面及颈项身体皮肉色变白，与肉色不同，亦不痒痛，谓之白驳，此亦是风邪搏于皮肤，血气不和所生也。"

二 病因及发病机制

白癜风的发病机制尚不明确，一般认为是具有遗传素质的个体在多种内外影响因子刺激下发生免疫功能、神经精神、内分泌及代谢功能等多方面的紊乱，致使体内色素相关酶系统抑制、黑素生成受阻或直接破坏黑素细胞，最终使皮肤色素脱失。

1. 遗传易感学说

白癜风发病在直系亲属中更为普遍，这为白癜风的遗传易感性提供了早期证据。研究显示，发病者兄弟姐妹患该病的风险为6%，而同卵双胞胎的患病风险达到23%。此外，白癜风患者及其亲属伴发其他自身免疫性疾病的风险也增加，包括甲状腺疾病、1型糖尿病、巨幼细胞性贫血、原发性肾上腺功能不足、类风湿性关节炎、结缔组织病、斑秃等。近年来，随着基因组学研究以及基因芯片技术的发展，人们通过全基因组关联（genome－wide association，GWA）扫描发现了白癜风患者免疫系统的多个常见基因位点发生变异，包括与固有免疫相关的 NLRP1，IFIH1，CASP7，C1QTNF6，TRIF，以及与适应性免疫相关的 FOXP3，BACH2，CD80，CCR6，PTPN22，IL2R，alpha GZMB，HLAclass Ⅰ and Ⅱ等位点。提示白癜风可能在遗传和环境因素共同作用下发病，属于多基因疾病范畴。

2. 免疫学说

白癜风的发病常伴随体液免疫及细胞免疫的失衡。在5%～10%的白癜风患者中可检测到自身抗体的存在，主要为 IgG（IgG1、IgG2、IgG3）类免疫球蛋白及抗酪氨酸酶相关蛋白（TRP－1/2），其滴度可能与疾病的严重程度相关。目前抗黑素细胞抗体在白癜风患者细胞内的发病机制尚不清楚。科学家利用不同的方法明确了多种黑素细胞分化抗原，包括酪氨酸酶、黑素基质蛋白gp100、酪氨酸酶相关蛋白（TRP－1/2）、黑素集合激素受体1（MCHR1）、前黑素小体蛋白17、黑素瘤抗原A、SOX10（SRY－related HMGbox 10）等。这些自身抗原抗体蛋白通过不同的作用机制发挥作用，如 TRP1/gp75 与 TRP2 通过抗体发挥抗原作用，而 MCHR1 和黑素基质蛋白 gp100 通过 T 淋巴细胞细胞毒性发挥作用，但最终它们都作用于酪氨酸酶，进而破坏黑素细胞，导致疾病的发生。

近年来，T淋巴细胞介导的自身免疫仍是黑素细胞破坏机制研究的重点。白癜风的组织病理显示：在白癜风病变真表皮交界处，常伴有 CD4＋和 CD8＋ T淋巴细胞的浸润，尤以 CD8＋T淋巴细胞为主，且该处黑素细胞及黑素缺如。目前 CD8＋T淋巴细胞活化后的主要效应细胞是细胞毒性T淋巴细胞，被认为是造成黑素细胞损伤的最重要的介质，在许多体外研究中均已证实。CD49α 是近年发现的表达于白癜风患者皮肤的常驻型记忆 CD8＋T淋巴细胞，角质形成细胞来源的白细胞介素（IL）15 可促进 CD49α＋CD8＋T淋巴细胞表达穿孔素、颗粒酶 B（granzyme B）等毒性标志，进而促进黑素细胞损伤。

Th17 细胞是近年发现的一类 CD4＋效应 T 细胞，因其高表达特异性促炎因子 IL–17 而得名，IL–17 参与杀伤黑素细胞的炎症反应，故在白癜风的发病中发挥作用。CD4＋CD25＋T 细胞是一群在 Treg 家族中具有免疫抑制作用的辅助性 T 细胞，其通过抑制效应 T 细胞的增殖来维持 T 细胞稳态，维持自身耐受，其数量和功能的异常可致多种自身免疫病的发生，而 Treg 的免疫功能与 Foxp3 的持续表达密切相关。因此，Th17/Treg 两者的平衡或紊乱决定了机体的免疫状态。多项研究发现，活动期白癜风患者 Treg 细胞显著减少，Th17 细胞增多，提示白癜风患者存在 Th17/Treg 细胞的失衡，为白癜风自身免疫反应持续发展的另一关键。Treg 细胞在白癜风发生中的机制较复杂，推测 Treg 细胞数量或功能的异常无法抑制 CD4＋和 CD8＋淋巴细胞的增殖，从而导致自身免疫性 T 细胞破坏黑素细胞。

众所周知，表皮没有血管，因此还需要有效的机制来帮助 T 淋巴细胞准确迁移至黑素细胞，故越来越多的科学家开始关注白癜风患者外周 CD8＋T 淋巴细胞向皮肤局部迁移的机制。趋化因子是一小分子细胞因子家族蛋白，可作为化学引诱剂趋化 T 淋巴细胞的迁移，亦是当今研究的热点。研究发现，IFN–γ诱导的趋化因子 CXCL9 和 CXCL10 在白癜风患者以及小鼠模型的皮损和外周血液中均呈高表达，且白癜风患者外周血 CXCL9、CXCL10 水平与疾病活动性正相关。此外，有科研团队发现 CXCL16、CXCR6 也是诱导白癜风

CD8 + T 淋巴细胞向皮肤迁移的关键趋化信号，该趋化信号也受 IFN - γ 调控。以上研究结果提示，干预 IFN - γ 诱导的趋化因子 CXCL10、CXCL16 阻断白癜风 CD8 + T 淋巴细胞向皮肤迁移，可能是白癜风的有效治疗策略。

白癜风的发病除了涉及与固有免疫相关的多个基因位点多态性以外，损伤的黑素细胞还可引起固有免疫的激活，这通过在白癜风患者体内发现固有免疫细胞如自然杀伤（NK）细胞、高水平促炎因子、热休克蛋白（HSP）、IL - 1β、IL6 和 IL - 8 等细胞因子而得到证实。在 HSP 中，较大分子量的诱导型 HSP70（HSP70i）是最重要的蛋白。近年来的研究显示，HSP70i 通过诱导炎症性树突状细胞（DCs），促进树突状细胞活化和迁移，而这些树突状细胞可能具有细胞毒性或促进 T 淋巴细胞的归巢及呈递黑素细胞特异性抗原的能力。由此可见，HSP70i 作为免疫协作分子，将是固有免疫与适应性免疫间导致 T 细胞介导的自身免疫破坏黑素细胞的关键点。此外，部分白癜风患者口服或外用糖皮质激素可获得较好疗效，在白斑好转痊愈的同时，血液中某些异常的免疫指标也随之好转或恢复正常。这些都能支持白癜风的自身免疫学说。

3. 氧化应激学说

越来越多的证据表明，白癜风患者的黑素细胞存在内在缺陷，降低了其处理细胞应激的能力。包括黑素细胞在内的表皮细胞不断暴露在紫外线辐射及各种化学物质的环境压力下，增加了活性氧（ROS）的产生。健康人体的黑素细胞能够缓解这些压力，但白癜风患者的黑素细胞似乎更易受损伤，表现为病灶周围黑素细胞内质网的扩张，线粒体和黑素小体结构的异常等，这些均为细胞应激的特征性反应。目前研究发现的最重要的抗氧化应激通路是 Nrf2 信号通路——白癜风患者黑素细胞中的 Nrf2 核转录活性受到抑制，从而导致黑素细胞抗氧化缺陷及自噬障碍，导致黑素细胞直接损伤。与此同时，与 Nrf2 磷酸化相关的 MAPK、PKC 和 PI3K 三条蛋白激酶途径的异常均与白癜风的发病相关。白癜风患者表皮中存在过氧化氢的浓度明显升高及过氧化氢酶（保护细胞免受氧化损伤的关键酶）降低的情况。过氧化氢酶可分解过氧化氢，当表皮内存在高浓度过氧化氢时可使过氧化氢酶活性降低，分解过氧化氢减少，加重过氧化氢的局部积累，损伤黑素细胞和角质形成细胞，还会抑制硫氧蛋白和硫氧蛋白还原酶的活性，而后者活性降低，使过氧化氢还原成水减少，加重表皮的氧化应激。同时皮损区谷胱甘肽－5转移酶水平降低，也影响黑素细胞的代谢、增殖和分化，引起线粒体功能异常和细胞凋亡。表皮内源性过氧化氢的增加，可能与单胺氧化酶A（MAO－A）、NADPH氧化酶活性增加以及辅酶四氢生物蝶呤（6－BH4）的合成/循环/调节失衡有关。过多的6－BH4将会抑制苯丙氨酸羟化酶的生成，从而不能将苯丙氨酸羟化为酪氨酸，导致酪氨酸水平降低，黑素合成不足。

4. 神经体液学说

皮肤与神经系统在发育上共源于胚胎外胚层，且二者共享几种激素、神经递质和受体。神经和内分泌是共同体。精神因素可引起机体的应激、神经内分泌激素及神经递质分泌增多。精神紧张可诱发神经化学递质儿茶酚胺（肾上腺素、去甲肾上腺素、多巴胺等）释放增多，使黑素分解受阻。白癜风中黑素细胞可与神经纤维通过突触样结构直接接触，皮肤周围神经纤维可通过神经肽（NPs）的释放直接调节黑素细胞功能，异常的NPs表达谱与白癜风的发病及进展密切相关。NPs主要包括神经肽－Y、P物质、促肾上腺皮质激素释放激素、降钙素相关基因肽等。神经肽－Y作用于皮肤毛细血管内皮细胞，发挥血管收缩作用时也可产生ROS。同时，神经肽－Y可直接刺激中性粒细胞、巨噬细胞产生ROS，导致黑素细胞的损伤，并可以改变黑素细胞结构蛋白造成黑素细胞特异性抗原的暴露。P物质可以刺激皮肤肥大细胞脱颗粒释放组胺，刺激活化巨噬细胞及中性粒细胞，诱导过氧化氢的产生。此外，还可趋化淋巴细胞，诱导B淋巴细胞活化，刺激T淋巴细胞增生活化及释放IFN－γ。促肾上腺皮质激素释放激素抑制角质形成细胞增生并影响其分泌促黑素细胞生长的相关细胞因子（干细胞因子、粒细胞巨噬细胞刺激因子、成纤维细胞生长因子等），还可以促进皮质酮释放，加剧色素减退现象。降钙素相关基因肽可以与P物质共同作用于黑素细胞，使黑素细胞损伤或凋亡。

5. 黑素细胞凋亡和脱落机制

有研究认为白癜风系表皮黑素细胞功能亢进，使其耗损而早期衰退。这就解释了白癜风多发生于肤色深的人群的原因。同时，黑素细胞合成黑素产生的中间产物（酚类化合物）过量或集聚可损伤黑素细胞。研究还发现，白癜风患者黑素细胞上抗凋亡分子 B 细胞淋巴瘤 - 2（B - cell lymphoma2，Bcl - 2）的表达水平低于正常对照者，Bcl - 2 介导的抗凋亡途径功能异常可能使黑素细胞易于凋亡。白癜风皮损处角质形成细胞较正常皮肤更易发生凋亡，角质形成细胞凋亡时促黑素细胞生长的细胞因子分泌异常，可促进黑素细胞的凋亡。

近年来黑素细胞脱落学说，逐渐成为白癜风研究领域中的新方向。该学说认为非节段型白癜风（non-segmental vitiligo，NSV）皮损处黑素细胞在其对角质形成细胞或基底层的附着力减弱的情况下，极易受机械力及其他应力影响而脱落，进而导致黑素细胞脱失、数目减少形成白斑。针对影响黑素细胞黏附角质形成细胞的研究发现，上皮型钙黏素（Ecad）作用最重要。研究发现，低水平 Ecad 表达与高水平氧化应激协同作用能促使黑素细胞从基底层脱落。此外，肾母细胞瘤过度表达蛋白（CCN3）、水通道蛋白（AQP3）、内皮素 - 1 和肿瘤坏死因子都能调控 Ecad 分子的功能。由此可见，Ecad 分子表达受限或低水平表达是启动白癜风皮损处黑素细胞黏附缺陷相关的经表皮脱失的首要事件，故 Ecad 也是研究黑素细胞脱落学说的关键靶分子。此外，NSV 患者黑素细胞树突粗短，受活性氧及儿茶酚胺等作用，黑素细胞脱落明显增强。

6. 细胞因子学说

大量的研究表明，表皮产生的细胞因子是黑素细胞生存的必要条件，这些细胞因子与黑素细胞表面结合物结合，参与黑素细胞的生长、分化、增殖、凋亡的整个过程，同时还参与黑素细胞的生成和传输过程。

众多研究表明，白细胞介素（IL）在白癜风的发生和发展中有不容忽视的作用。这些细胞因子通过旁分泌和自分泌的方式，使黑素细胞的功能被抑制，黑素合成减少，并增加它们的免疫敏感性，致黑素细胞发生炎性反应，从而导致黑素细胞的伤害或死亡，造成色素的脱失；此类细胞因子包括 IL - 1 家族成员（IL - 1、IL - 18 和 IL - 33）、IL - 2 家族成员（IL - 2、IL - 4）、IL - 6 家族成员（IL - 6 和 IL - 23）、IL - 10 家族成员（IL - 10 和 IL - 22）、IL - 8 等。近年来发现的 IL - 17 是一种由活化的 Th17 细胞产生的炎症性细胞因子，被证实在多种炎性反应及自身免疫性疾病发病过程中发挥关键作用。Bassiouny 等发现，白癜风患者血清及皮损区域 IL - 17 水平显著升高，且与皮损面积、病程正相关。

除 IL 外，肿瘤坏死因子 - α（tumor necrosis factor，TNF - α）、巨噬细胞移动抑制因子（macrophage migration inhibitory factor，MIF）在白癜风患者外周血及皮损中均升高，增高的 MIF 抑制巨噬细胞迁移，将其聚集至炎症灶，并促使巨噬细胞活化，加强其黏附、吞噬及杀肿瘤效应。巨噬细胞又可分泌 MIF、TNF - α，这种循环效应或可促进白癜风的发病；另外，MIF 还可上调 IL - 1、IFN - γ、TNF - α 和 IL - 6 的表达。研究还发现，白癜风患者体内粒细胞—巨噬细胞集落刺激因子（granlocyte - macrophage colony stimulating factor，GM - CSF）、转化生长因子 - β（transforming growth factor - β，TGF - β）明显减少。减少的 TGF - β 又可致 Treg 细胞成熟受阻、削弱皮损处炎症的抑制作用，促成疾病的进一步发展。此外，干扰素诱导蛋白 10（c - x - interferon inducible protein 10，CXCL10）、细胞间黏附分子 - 1（intercellular adhesion molecule 1，ICAM - 1）、干扰素 - γ（interferon - γ，IFN - γ）等细胞因子亦参与了白癜风的发病。IFN - γ 除具有已知的抗病毒、抗增殖活性发挥免疫调节作用外，还可诱导黑素细胞表面 ICAM - 1 的表达，引发黑素细胞的破坏和凋亡。以上研究也验证了各种细胞因子间并不是孤立存在的，它们存在着复杂的相互作用，细胞因子与受体间的结合、相互调节及生物学作用等均具有网络性。

此外，还有黑素细胞内在缺陷学说，认为白癜风患者的黑素细胞内质网扩张；黑素细胞中有 TYRP1 的异常表达，导致色素细胞的早期凋亡。微量元素学说认为白癜风患者体内及皮肤内铜、锌、硒含量低下，酪氨酸酶必须以铜为辅基才能发挥其生物活性，缺铜时酪氨酸酶活性降低，黑素细胞减少或不能生成黑素。锌也参与酪氨酸酶基因家族中的酪氨酸酶相关蛋白 2（TRP - 2）的活性部分，影响黑素的合成。硒是机体重要的抗氧化酶—谷胱甘肽过氧化物酶的重要组成部分，具有清除过多的自由基，保护细胞膜的作用。当缺硒时，谷胱甘肽过氧化物酶活性下降，清除自由基减少，过多的自由基可破坏黑素细胞。还有研究发现：铁、镍、钴元素可能通过竞争性争夺酪氨酸酶的铜结合位点，影响酪氨酸酶的活性，干扰黑素的合成与代谢。研究还发现：锌、镁、锰、镍能提高过氧化氢的生成速率，而铁、铜则可将过氧化氢还原成羟自由基。总之，微量元素在白癜风中的作用可能是影响黑素的合成和黑素自身的氧化。

综上所述，白癜风的发病机制极为复杂，具有遗传素质的个体，在多种内外因素的诱发下，启动氧化应激，进而介导黑素细胞内在损伤，激活皮肤局部固有免疫反应，同时诱导角质形成细胞趋化因子、细胞因子释放，进而启动针对黑素细胞的特异性 T 淋巴细胞免疫应答，最终使患病处色素脱失。

三　中医病因病机

古代文献中主要从气血失和、脉络瘀阻来认识白癜风病因病机。帛书《五十二病方》中即有对本病的描述，并将它形容为"白毋腠"。关于白癜风的病机阐述，始于隋朝巢元方《诸病源候论》中的记载："风白驳者，面及颈项身体皮肉色变白，与肉色不同，亦不痒痛，谓之白驳，此亦是风邪搏于皮肤，血气不和所生也。"明代王肯堂的《证治准绳》中记有："夫肺有壅热，又风气外伤于肌肉，热与风交并，邪毒之气伏留于腠理，与卫气相搏，不能消散，令皮肤皲起生白斑，故名白癜风也。"而宋代由政府组织编写的大型医书《圣济总录·诸风门》中有"白驳之病，其状斑驳如癣，过于疿疡，但不成疮尔。皆由风热搏于肤腠，脾肺二经不利也"的论述。清代吴谦主编的《医宗金鉴·外科心法要诀》中亦有相似记载："白癜风，此证自面及颈项，肉色忽然变白，状如斑点，亦不痛痒，由风邪搏于肌肤，致令气血失和。施治宜早，若因循日久，甚者遍及全身。"清代王清任在《医林改错》中提出"白癜风，血瘀皮里"的观点，是白癜风在病机分析及治疗上一个新的里程碑。

经过对古医文及现代医家临床经验的总结，现代中医理论对白癜风病因病机有了总体的认识。传统中医认为白癜风的病因病机主要由风搏皮肤、脾胃虚弱、肝肾不足、情志所伤引起。现代中医认为，此病的病因病机为七情内伤，肝气郁结，气机不畅，复感风邪，搏于肌肤，致令气血失和。由此可见，各家对白癜风病因病机的认识主要为因肝肾亏虚或七情内伤、风邪搏于肌表或内有湿热，外受风邪而致气血不和、气滞血瘀，不能营养肌肤所致。具体的病因病机分析如下：

风搏肌表：皮肤是人体表面最大的保护器官，为人体之藩篱，是抵御外邪侵袭的主要屏障，外来致病因素首先侵犯皮肤。风性善行数变，导致白斑发无定处，泛发全身。卫表不固，风邪侵入肌表，搏于皮肤，气血不和，肌肤失于濡养。

脾胃虚弱：血液是人体生命活动的基础物质，生于脾，疏泄于肝，由心肺为之主宰，流沛全身，充养形体，滋润脏腑。机体各部分均是在血液的濡养作用下发挥生理功能。只有脾之阴液充足，脾之阳气健运，则消化吸收和运输布散机能旺盛，人体营养物质充沛，水液代谢正常，机体保持正常生理功能。当各种原因致使脾胃功能失常，纳和化、升和降、燥和湿等方面不能协调统一，气血生化乏源，导致气血亏虚，脉络不充，水谷精微无以营运周身组织器官，肌肤脉络失养，肤色不荣，引起皮肤出现白斑。

肝肾不足：人体的所有组织器官都是以五脏为中心，通过经络系统的络属作用以及精、气、血、津液的濡养作用来完成其机能活动。精、气、血、津液既是脏腑功能活动的物质基础，同时也是脏腑功能活动的产物。元气是人体最基本最重要的物质，根藏于肾，且以肾中精气为主，依赖肾中精气所化生，是机体各组织、器官进行生理活动的原动力。血液是人体生命活动的另一基础物质，贮藏于肝，肝肾同源，精血互化。肾中精气在化生血液方面起着重要作用。肝为刚脏，主疏泄、调气机。肝和肾在精、气、血、津液等物质的生成、输布、代谢方面发挥着重要作用，为包括皮肤在内的所有组织器官进行正常的生理活动提供了必要条件。因此，皮肤的生理功能、外观形态及色泽除了与肺脏的宣发卫气、开合腠理、输精于皮毛等生理功能有关外，与肝肾两脏也有着密切的联系。由于各种原因引起肾精亏虚、肝血不足、肝失疏泄，致使机体气血不和、血不荣肤，皮肤失去了正常的形态及色泽，或肌肤甲错，或毛发枯槁，或色素沉着，或色素脱失。

肝郁气滞：人体的情志活动与脏腑气血有着密切的关系。正常的情志活动，是在脏腑气血的基础上完成的。脏腑气血的变化会影响情志的变化，不正常的情志活动亦会影响相应的脏腑气血变化，损伤内脏，引起七情致病。七情致病，多影响脏腑气机，导致气机失调而发病，进而影响人体血液，而致气血不和。因为气为血之帅，血为气之母，气血关系十分密切。大约2/3的白癜风患者在起病和皮损发展阶段有精神创伤或思虑过度，出现病后忧心忡忡、寝食不安等"因郁致病"或"因病致郁"的情况。郁怒伤肝，则肝气郁结，肝失疏泄；惊恐伤肾，则日久黯耗精血；思虑伤脾，则脾失健运。这些病理变化，致使肌肤气血不和，表现为气滞血瘀或气虚血瘀，血瘀肌里使肌肤失养而病，正如《医林改错》所说"白斑风，血瘀皮里"。或为气虚、血虚或血燥，血虚则生风，血燥则风胜，使皮肤发病表现为或粗糙，或肥厚，或色素脱落，或脱屑，或瘙痒等症状。既病之后，情志不畅，又可加重病情。

四 临床表现

白癜风可发生于任何年龄，以青壮年多见，无性别差异。全身任何部位的皮肤均可发生。好发于易受摩擦部位、暴露部位以及褶皱部位，如眉间、眉毛内侧、鼻根与颊部内侧相连部位、耳前及其上部、前额发际、帽檐处以及唇红部、颈部、腕部、腰腹部（束腰带）、骶尾部、手背部等，口唇、阴部及肛门黏膜及视网膜亦可累及。头面部毛发部位白发常见。白斑可单发、散发或泛发，孤立或对称分布，部分皮损沿神经节段（或皮节）排列。

皮损白斑初期多为指甲至钱币大小，近似圆形、椭圆形、不规则形或线状，边界多清晰，呈乳白色，部分白斑中混有毛囊性点状色素，后者可增多、扩大并相互融合成岛屿状。白斑处除色素脱失外，患处没有萎缩或脱屑等变化。白斑中毛发可变白，亦可正常，发于头部者可仅有白发而无白斑。白斑的色素脱失程度因人、部位而异，表现为由内向外白、灰白、近正常肤色，称为三色白癜风。白斑常无自觉症状，进展期局部可有瘙痒。外用强刺激性药物可使白斑扩大，部分患者遭受机械性、压力、摩擦或搔抓可引起正常皮肤变白或原来的白斑扩大的同形反应现象。病程慢性迁徙，长短不一。多数患者在夏季、暴晒、精神压力大、急性病发病期、疲劳等情况下可加重病情，少数稳定或自行好转，亦有不少愈合复发者。

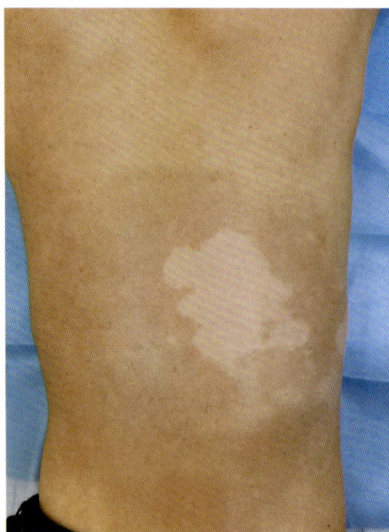

图 4 - 1　白癜风

　　根据 2012 年白癜风全球问题共识大会（VGICC）及专家讨论，主要分为节段型、非节段（寻常）型、混合型及未定类型白癜风。

　　（1）节段型（segmental vitiligo）：指沿某一皮神经节段分布（完全或部分匹配皮肤节段）的单侧不对称白癜风，少数可双侧多节段分布。

　　（2）非节段（寻常）型（non-segmental vitiligo，vitiligo vulgaris）：包括散发型、泛发型、面颈型、肢端型和黏膜型。散发型指白斑≥2 片，面积为 1～3级；泛发型为白斑面积 4 级（＞50%）；面颈型、肢端型指白斑主要局限于头面、手足，尤其好发于指（趾）远端及面部、口腔周围，可发展为散发型、泛发型；黏膜型指白斑分布于 2 个或以上黏膜部位。

　　（3）混合型：1～2 年内出现节段型与非节段型并存。

　　（4）未定类型（原局限型）：指单片皮损，面积为 1 级，就诊时尚不能确定为节段型或非节段型。

　　根据病情发展，白癜风又可分为进展期和稳定期。对于进展期的判定，我国最新制定的白癜风诊疗共识推荐以白癜风疾病活动度评分（VIDA 积分）、临床特征、同形反应、Wood 灯检查结果判定。符合以下 4 条中的任何 1 条即可考虑病情为进展期。

VIDA 积分：根据新皮损或原皮损扩大出现时间，近 6 周出现 +4 分，近 3 个月出现 +3 分，近 6 个月出现 +2 分，近 1 年出现 +1 分，至少稳定 1 年为 0 分，至少稳定 1 年且有自发色素再生 −1 分。总分 >1 分即为进展期，≥4 分为快速进展期。

临床特征：出现皮损边缘模糊、炎性白癜风（包括瘙痒、红斑等）、三色白癜风、纸屑样白斑或色素减退斑等临床表现，可判定为进展期白癜风。

同形反应：皮肤损伤部位 1 年内出现白斑，损伤方式可以是物理性（创伤、切割伤、抓伤、机械摩擦、持久压迫、热灼伤、冷冻伤）、化学性、过敏性（变应性接触性皮炎）或其他炎症性皮肤病，刺激性反应（接种疫苗、文身等），治疗性反应（放射治疗、光疗）等。

Wood 灯检查结果：皮损颜色呈灰白色，边界欠清，Wood 灯下皮损面积大于目测面积，提示为进展期。

稳定期判定：①VIDA 积分为 0 分，②临床特征：白斑呈瓷白色，边缘清晰或色素沉着；③无同形反应（≥1 年）；④Wood 灯检查结果：皮损颜色呈白色，边界清晰，Wood 灯下皮损面积≤目测面积。以上 4 条至少符合 2 条即可提示稳定期。

五　组织病理

基底层黑素细胞减少或消失，表皮黑素颗粒缺乏，多巴胺阴性；真皮浅层可见不同程度的单核细胞浸润，白斑边缘部表皮基底层及基底层上角质形成细胞内可出现空泡变形及基底层灶状液化变性，界面消失，真皮乳头可出现水肿和小水疱，真皮浅层可见单核细胞浸润；白斑边缘部朗格汉斯细胞密度增高，并有胞突减少或消失等形态学改变。

六　皮肤影像学

电镜：白斑处缺乏黑素细胞，白斑边缘部位黑素细胞胞质中出现空泡，核固缩，粗面内质网高度扩张甚至破裂，附膜核糖体可部分脱落，扩张池中含絮状物，线粒体萎缩或肿胀，黑素小体明显减少，可有黑素小体聚集，内部呈细颗粒状，而且黑素沉着不均匀，溶酶体线粒体结构不清，细胞内水肿，张力微丝紊乱，桥粒断裂、减少甚至消失。朗格汉斯细胞在白斑处有明显变化，表现为细胞核巨大，核周隙不均匀扩大，粗面内质网增多、扩张，线粒体肿胀，胞内空泡增多，特征性 Birbeck 颗粒显著减少，胞体变圆，胞突大多消失，白斑边缘部细胞变化较轻。

皮肤镜：皮损黑素减退或消失：皮损区域颜色变浅，变白，呈灰白、乳白色或瓷白色。毛囊周围色素残留：皮损区域毛囊口与其周围无间断的色素沉着，呈一致性分布，通常于皮损周边多见。该特征是白癜风进展期局部皮损的特异性表现，皮肤镜检查检出率较高，对白癜风的早期诊断和鉴别诊断具有重要意义。

毛细血管扩张：皮损区域可见点状、线状或网状毛细血管扩张。早期色素岛形成：白斑区域有肉眼不易见的多个毛囊口周围色素点沉着，两个以上的毛囊口色素沉着可互相融合，这可能是早期复色迹象，也是白癜风皮损诊断的另一特征。

七　诊断及鉴别诊断

根据皮损呈后天性乳白色色素完全脱失斑，表面皮纹正常，周围有色素沉着带，无自觉症状等特点，不难诊断。但对于不典型表现者需与以下疾病进行鉴别。

（1）花斑癣：好发于额、颈、躯干、上肢等皮脂溢出部位，为圆形或卵圆形浅色斑，表面有极细鳞屑，皮损中易发现真菌。在 Wood 灯下花斑癣呈珊瑚样荧光，有助于与白癜风鉴别。

（2）单纯糠疹：多见于儿童或青少年，表现为面颊部局限性色素减退斑，皮损边缘境界不清，表面常有细碎鳞屑。冬春季较为明显。

（3）贫血痣：为先天性色素减退斑，多为单侧分布，多在出生时即已存在，由于病变局部毛细血管稀少，摩擦或加热后白斑周围皮肤充血，而白斑本身不发红，可与白癜风鉴别。

（4）硬化萎缩性苔藓：本病病因未明，表现为多数境界清楚的白色萎缩性丘疹，晚期真皮上层胶原硬化，皮损变硬，可伴有女婴及肛周皮肤萎缩。

（5）无色素痣：表现为出生时或出生后不久即有局限性浅色素斑，往往沿神经节段分布，境界模糊，周围无色素沉着带，单发多见，终身不变。

（6）炎症后色素减退：有原发疾病，如湿疹、皮炎、玫瑰糠疹、银屑病等，色素减退表现为局限于原发疾病部位的色斑，一般可自行恢复。

（7）黏膜白斑：唇黏膜及会阴黏膜白斑常易误诊为白癜风。黏膜白斑多呈网状、条纹状或片状，为白色角化性损害，常伴有剧烈瘙痒。白癜风仅为色素脱失，表皮正常，通常无自觉症状。

八 治疗

1. 西医治疗

（1）外用药物治疗。

外用糖皮质激素（topical corticosteroids，TCS）。糖皮质激素因其抗炎和免疫调节作用，目前被作为局限型白癜风的一线疗法。适用于白斑累及面积 < 3% 的皮损，尤以进展期的白斑疗效为好。外用糖皮质激素种类的选择应依皮损部位及年龄而定：面部及黏膜部位选用弱效的，如 0.05% 地奈德霜、0.1% 地塞米松霜等；其他部位可选中效至强效的，如 0.2% 戊酸氢化可的松乳膏、0.05% 卤美松软膏等；儿童选弱效至中效的，而年长儿童及成人可用强效的。外用糖皮质激素引发的痤疮样皮疹、毳毛增多、毛细血管扩张、皮肤萎缩等不良反应，主要见于强效或超强效激素的治疗中。眼周涂药要特别小心，可诱发眼内压增高和青光眼。面部、皱褶及柔嫩部位皮肤连续外用激素治疗 1 个月后应更换为钙调神经磷酸酶抑制剂，肢端可持续使用。如果连续外用激素治疗 3～4 个月无复色，应停止使用，需更换药物或者联合其他局部治疗方法。糠酸莫米松制剂因几乎无系统性影响，可作为儿童白癜风治疗的首选药物。

外用钙调神经磷酸酶抑制剂（topical calcineurin inhibitors，TCI）。他克莫司和吡美莫司是外用大环内酯类衍生物免疫调节剂，可以影响 T 淋巴细胞的活化和分化，抑制细胞因子如 TNF － α 的合成，亦可促进黑素细胞的迁移和分化。TCI 对头颈部皮损治疗有较好疗效。特殊部位如眶周可作为首选，黏膜部位和生殖器部位也可使用。长期使用此类药物无外用激素样的副作用，但要注意可能会增加局部感染如毛囊炎、痤疮的发生率。TCI 可作为维持治疗用药，在白癜风皮损成功复色后每周 2 次，外用 3 ~ 6 个月，可有效预防复发或脱色现象。

除以上外用药物以外，还可以选择维生素 D3 衍生物，如卡泊三醇软膏及他卡西醇软膏，每日 2 次。可联合钙调神经磷酸酶抑制剂、激素、UVB 等治疗，以增加疗效。

（2）光疗法。

局部光疗：窄谱紫外线（narrowband UVB，NB－UVB）目前是活动性和（或）泛发型白癜风的首选光疗方法，每周 2 ~ 3 次，应根据不同部位选择不同的起始量，或者根据最小红斑量（MED）的 70% 作为起始量，然后根据红斑反应情况制定下一次照射剂量。目前 308nm 准分子激光技术在白癜风治疗中的效果已经得到证实，其作用机制可能与其能够抑制具体 T 淋巴细胞的生成、刺激黑素生成有关。大部分研究认为，308nm 准分子激光在联合其他药物治疗时，效果更加显著。与 NB－UVB 相比，308nm 准分子激光照射区有更高的紫外线能量，需要的治疗次数更少，且患者具有更好的依从性，常用于局部或节段型白癜风的治疗。

全身 NB-UVB 治疗：适用于皮损散发或泛发全身的非节段型或混合型白癜风。NB-UVB 比补骨脂素光化学疗法（PUVA）治疗方便，治疗后眼睛不需要遮光保护，光毒性反应少，近年来 PUVA 已被 NB－UVB 取代。治疗次数、频率、红斑量和累积剂量并非越多越大就疗效越好，累积剂量越大，皮肤干燥、瘙痒、光老化等不良反应越多。治疗次数、频率、红斑量和累积剂量与光耐受（平台期）出现有关。

单一光疗的治疗效果不甚满意者可采用联合治疗，NB－UVB 和 308nm 准分子光或激光、高能紫外线、点阵激光、UVA、红光等联合治疗，光疗联合其他疗法如局部外用药（卡泊三醇软膏及他卡西醇软膏、钙调神经磷酸酶抑制剂、糖皮质激素等)、自体表皮移植、血小板血浆注射、针灸等,可提高单一光疗的疗效。

(3)手术治疗。

白癜风外科手术治疗主要适用于药物治疗效果不佳的稳定型白癜风(稳定6个月以上)、特殊类型的白癜风且病史上无同形反应出现、非瘢痕性体质者。主要包括手术切除、皮肤磨削和自体皮肤移植、黑素细胞移植等。手术切除和皮肤磨削针对面积较小的白癜风患者,但是对于皮损面积较大的患者,自体皮肤移植是较为理想的方法。常用移植方法有负压吸疱表皮移植、皮肤钻孔移植、刃厚皮片移植、自体非培养表皮细胞悬液移植、自体培养黑素细胞移植、单株毛囊移植等。现将上述常见的外科治疗方法作一一介绍:

负压吸疱表皮移植(BG):负压吸疱表皮移植使用一系列负压装置吸取供区皮肤,一般选择表皮较薄、毛发较少、易于发疱的腹部、臀部、上臂内侧和大腿内侧为供区。起疱成功后,使用眼科剪由底部仔细分离水疱,分离完全的表皮放置干干净玻璃器皿上,注意表皮面朝上。受区皮肤使用手动、电动磨削机或者二氧化碳激光打磨至可见点状出血,移植皮片时注意皮片的真皮面和受区的真皮暴露面相对,铺平敷实,防止皱缩,皮片间隔0.5cm。移植完成后使用非黏性敷料加压包扎。术后嘱患者制动,避免皮片固定不牢影响存活,供区敷料术后1天可拆除,然后每日清洁创面,促进愈合。受区加压包扎维持5~7天。整个移植过程中严格实施无菌操作,包扎拆除后,可辅以 PUVA、NB-UVB 治疗。该方法安全、简单、花费较低、成功率高、色素恢复所需时间短,经治疗的白癜风患者外观改善满意,瘢痕、瘢痕疙瘩等不良反应较刃厚皮片移植和皮肤钻孔移植低。但缺点是起泡过程所需时间较长,过程中患者可能感受到明显的疼痛不适,只能用于小面积白癜风患者,操作过程中容易将水疱撕裂,移植时容易将表皮面朝下造成移植不成功。

皮肤钻孔移植:采用合适大小的活检钻孔器钻取2mm微孔皮(含表皮和真皮),将其移植于受区,受区亦钻取大小相等、间距约为5mm的微孔受床,加压包扎。可在术后第1天打开包扎,观察其是否有皮片移位,如有则将其移回原位,再次加压包扎至术后5~7天。手术操作过程中钻取皮片不能过大过厚（直径 1.5 ~ 2.0mm 为宜），移植间距 5mm 即可，移植后与受区表面基本持平，以防出现鹅卵石样改变（cobblestone）。该方法是白癜风外科治疗方法中最简单和成本最低的方法，无须特殊设备，手术难度较低，容易开展，主要用于小面积白癜风患者。其主要并发症包括：受区色素恢复不一、移植物周围无色素带、瘢痕、瘢痕疙瘩、鹅卵石样改变等。

刃厚皮片移植：使用徒手取皮刀、电动取皮刀、取皮鼓等器械于供区取皮，供区多来自臀部、大腿、腹部等较隐蔽、皮肤质量较好部位。受区皮肤使用手动、电动磨削机，二氧化碳激光打磨至点状出血，充分展开所取刃厚皮，缝合固定皮片四周，可在皮片外周和中心插孔，方便引流渗液、血液等。最后覆盖非黏性辅料，使用碎纱打包加压包扎。术后嘱患者制动，注意询问患者受区是否有黏稠、潮湿、疼痛感，是否有异味，有无发热，如出现上述临床症状，多提示皮片存活不良，坏死。根据情况可在术后 3 天左右打开包扎，及时处理血肿、感染等情况，没有意外则加压包扎至术后 1 周。若术后受区移植皮片外周或者中间部位出现无色素带或条纹，则应在术后打开包扎后行 NB - UVB 等物理照射治疗。该方法相对于负压吸疱表皮移植和皮肤钻孔移植，鹅卵石样改变发生率低，无须细胞移植特殊实验条件。术后可发生色素脱失、皮片收缩、质地改变等并发症。早期固定不牢可造成皮片坏死，取皮过厚供区易遗留明显瘢痕。

自体非培养表皮细胞悬液移植：由供区取得刃厚皮，采用含胰蛋白酶的特制溶液将其溶解为主要含有角质形成细胞和色素细胞的细胞悬液，然后将其喷洒于经过磨削的受区皮肤上，覆盖非黏性辅料，加压包扎。通过该方法，色素恢复程度与受区皮肤非常接近，可以取得满意的外观。但此方法费用昂贵，术后色素恢复程度为 40% ~ 50%。

自体培养黑素细胞移植：刃厚皮经胰蛋白酶处理为含角质形成细胞和黑素细胞的悬液后，将黑素细胞分离出来置于含有多种生长因子的培养基中培养，经 15 ~ 30 天后，可取得更高浓度的黑素细胞悬液，再喷洒于受区进行移植。但由于离体细胞要在实验室中培养 1 个月左右，其间细胞诱变等问题无法确保，临床使用中难以通过伦理学审核，故限制其使用。

单株毛囊移植：该方法适用于头皮、胡须、眉毛、睫毛等小面积白癜风无法进行吸疱的移植方法。操作时利用毛发移植器将供体头皮单个完整分离好的毛囊植入受体白斑区打好的孔中，凡士林纱布覆盖，敷料包扎固定。该疗法由于供体毛囊来源有限，受区复色面积太小，因此，在大面积白癜风的治疗中受到限制。

（4）系统治疗。

糖皮质激素：适用于进展期及泛发型白斑，尤其对应激状态下白斑迅速发展及伴发免疫性疾病者，系统性糖皮质激素治疗可阻止快速进展期的病情快速发展。推荐用小剂量泼尼松，安全、有效：成人进展期白癜风，0.3mg/kg/d，连服 1~3 个月，无效中止；见效后每 2~4 周递减 5mg，至隔日 5mg，维持 3~6 个月。国内报道治疗有效率为 74%~90%，显效率为 27.5%~50%。应用时注意药物的禁忌证及可能出现的不良反应。也有部分学者采用复方倍他米松注射液 1ml 肌注治疗白癜风，每 20~30 天 1 次，根据病情酌情使用 1~4 次。

此外，近年来 JAK 抑制剂在皮肤病的治疗中被广泛关注，主要有托法替尼（tofacitinib）和鲁索利替尼（ruxolitinib）。Rothstein 等在 12 例白癜风患者的皮损处外用 1.5% 鲁索利替尼，每天 2 次，随访 12 周后，4 例伴有面部明显皮损的患者复色率达 76%，但 8 例伴有躯干及肢端受累的患者中，分别有 3 例和 1 例出现躯干和肢端皮损复色，提示不同部位的皮肤对于外用鲁索利替尼的治疗反应差异较大。除此以外，近年来先后有文献报道辛伐他汀、维生素 D、米诺地尔酒精溶液、抗氧化剂等药物治疗白癜风有效，但其远期疗效及不良反应皆有待进一步观察。

（5）其他疗法。

脱色治疗：又称逆向疗法。主要适用于白斑累及体表面积 >95% 的患者。已经证实患者对复色治疗的各种方法抵抗，在患者要求下可使用脱色治疗。脱色治疗后需严格防晒，以避免光损伤及复色。可采用脱色剂（20% 氢醌单苯醚）或者激光治疗，可选 Q755 nm、Q694 nm、Q532 nm 激光。

遮盖疗法：遮盖疗法是指用含颜料的化妆品涂抹白斑处，使白斑颜色接近周围正常肤色。近年来，遮盖疗法在白癜风治疗中的地位逐渐提高，2012 年欧洲白癜风指南建议在患者诊断为白癜风的同时，使用遮盖疗法。遮盖疗法从早期采用含染料的物理或者化学遮盖剂，到采用最新的植物生物遮盖剂，该技术有了长足的进步。有研究者将化妆品遮盖剂应用于包括白癜风在内的常见皮肤病，发现 DLQI 评分下调85%，因此建议将遮盖剂的使用作为药物治疗的补充。

（6）辅助治疗。

应避免诱发因素，如外伤、暴晒，避免焦虑、抑郁等情绪。适当补充维生素 B、维生素 E、叶酸、钙、硒及抗氧化剂等药物，对患者可能有帮助。治疗伴发的疾病，要做好心理咨询与疏导。加强身体锻炼，适度接受日光浴。

2. 中医药治疗

（1）中医辨证论治。

白癜风的中医辨证分型尚未统一。通过对中医文献、古医籍及相关教科书等进行总结，已经对白癜风证型、临床表现及治疗原则等有具体的描述，详细如下：

①气血不和证：皮肤白斑呈乳白色或粉红色，境界欠清，多见于面部及暴露部位，发病急、发展较快；或伴有瘙痒或灼热或疼痛；舌淡红，苔白或薄黄，脉弦或浮数。

治法：疏风通络，调和气血。

方药：浮萍丸或四物消风饮加减；常用药物有生地、当归、荆芥、防风、赤芍、川芎、白鲜皮、薄荷、独活、柴胡、浮萍等。

②肝郁气滞证：皮肤白斑大小，常随情绪的波动而加重；或伴有情志抑郁、喜叹息或心烦易怒，胸胁或少腹胀闷窜痛，妇女或有乳房胀痛、痛经、月经不调；舌淡红，苔薄白，脉弦。

治法：疏肝解郁，行气活血。

方药：柴胡疏肝散加减；常用药物有柴胡、郁金、当归、川芎、熟地黄、白芍、白蒺藜等。

③脾胃虚弱证：皮肤白斑晦暗，境界欠清；或伴有神疲乏力，面黄，纳呆，口淡无味，腹胀，腹泻或便溏；舌淡、少苔，脉细。

治法：健脾益气，和胃消斑。

方药：人参健脾丸加减；常用药物有人参、茯苓、山药、陈皮、木香、砂仁、当归、远志、丹参、浮萍等。

④经络瘀阻证：皮肤白斑边界清楚，常有白斑边缘色素加深，部位固定，或伴有面色发暗，唇甲青紫；舌质紫暗或有瘀斑，舌下静脉迂曲，苔薄，脉弦涩或细涩。

治法：理气活血，祛风通络。

方药：通窍活血汤加减；常用药物有当归、桃仁、红花、川芎、白芷、赤芍、丹参、鸡血藤、乳香、没药、地龙、黄芪、威灵仙等。

⑤肝肾不足证：皮肤白斑日久，色瓷白或乳白，形状不规则，边界清楚，白斑内毛发多有变白；或伴有失眠多梦，头晕目眩，腰膝酸软；舌质红、少苔，脉细或沉细数。

治法：滋补肝肾，养血活血。

方药：左归丸合二至丸加减；常用药物有熟地黄、山萸肉、山药、茯苓、女贞子、旱莲草、补骨脂等。

（2）古医籍治疗方。

对于白癜风的治疗，众多医家都有相应的观点。唐代孙思邈所著的《备急千金方》中记载了如下药方："身面白癜：以酒服生胡麻油一合，一日三服，至五斗瘥。忌生、冷、猪、鸡、鱼、蒜等百日。""白癜风疾：白蒺藜子六两生捣为末，每汤服二钱，日二服。一月绝根。服至半月，白处见红点，神效。"《证治准绳》中记载了乌蛇散、苦参散等对白癜风有良效的方子："乌蛇散：治身体顽麻，及生白癜风。"乌蛇散：乌蛇三两酒浸，白僵蚕（炒），独活（去芦），天麻、胡麻子各二两，天南星二钱半，白附子（炮），川乌头（炮）去皮脐，防风（去芦），细辛（去苗），枳壳（去瓤）麸炒，桂心、蝉蜕各半两，右为细末，每服二钱，温酒调下，不拘时。"苦参散：治肺脏久积风毒，皮肤间生白癜不止。"苦参散：苦参（去芦）三两，松脂、附子去皮脐，栀子仁、木兰皮、露蜂房各一两，乌蛇二两酒浸，右为细末，每服二钱，温酒调下，不拘时。《医宗金鉴》中记载："白癜风，初服浮萍丸，次服苍耳膏，外以穿山甲片先刮患处，至燥痛，取鳗鲡鱼脂，日三涂之。一方取树孔中水温洗之，洗后捣桂心、牡蛎等分为末，面油调涂，日三夜一俱效。"浮萍丸：紫背浮萍（取大者洗净，晒干），研细末，炼蜜为丸，如弹子大。每服一丸，豆淋酒送下。豆淋酒法：黑豆半升，炒烟起，冲入醇酒三斤，浸一日夜，去豆，用酒送药。苍耳膏：苍耳（鲜者，连根带叶取五七十斤，洗净）切碎，入大锅内煮烂，取汁，绢滤过，再熬成膏，瓷罐盛之。用时以桑木匙挑一匙，嚼口内，用黄酒送下。服后，有风处必出小疮，如豆粒大，此风毒出也，刺破出汗尽即愈。忌猪肉。《医林改错·通窍活血汤所治症目》中记载了通窍活血汤对本病的功效："白癜风，血瘀于皮里，服三五剂可不散漫，再服三十剂可痊愈。"通窍活血汤：赤芍一钱、川芎一钱、桃仁三钱研泥、红花三钱、老葱三根切碎、鲜姜三钱切碎、红枣七个去核、麝香五厘绢包。用黄酒半斤，将前七味煎一钟，去渣，将麝香入酒内，再煎二沸，临卧服。方内黄酒，各处分两不同，宁可多二两，不可少，煎至一钟，酒亦无味，不能饮酒之人亦可服。大人一连3晚吃3剂，隔1日再吃3剂。若七八岁小儿，2晚吃1剂，两三岁小儿，3晚吃1剂。麝香可煎3次，再换新的。

　　古医籍中关于白癜风的外治法也有很多。《备急千金方》中记有："白癜风：草乌半两、巴豆二钱半为细末，以酢和为剂，用绢帛裹定，浴后擦之，其药力自下矣。"宋代王怀隐等人编写的《太平圣惠方》中收录了以下几个原料和方法都相对简单的方子："白癜驳风：桑柴灰二斗，甑内蒸之，取釜内热汤洗，不过五六度瘥。""白驳癜风：麻鞋底烧灰擦之。""又方：桂心为末，以唾调涂驳上，日再涂即愈。""又方：取树空中水温热洗之；然后捣桂心、牡蛎等分为末，用香油调搽白驳上，日三夜一。""又方：先用新布擦令赤，用酢摩巴豆涂之效。""又方：鳗鲡鱼脂，先洗拭驳上，擦令微痛，用鱼脂涂之，一上便愈。"而北宋末年的另一部医学巨著《圣济总录》中也收录了针对白癜风的一些简便治法："身面白驳：鲇鱼半斤一头，去肠，以粳饭盐椒如常作鲊，以荷叶作三包系之，更以荷叶重包令臭烂；先以布拭赤，乃炙鲊包，乘热熨令汗出，以棉衣包之，勿令见风，以瘥为度。""白癜风：驴尿、姜汁等分，和匀频洗。""又方：杏仁连皮尖，每早嚼二七粒，揩令赤色，夜卧再服。"

"又方：用青核桃皮一个，硫黄一皂子大，研匀，日日掺之，取效。""又方：楸白皮五升，水五斗，煎五升去滓，煎如稠膏，日三摩之。"明代虞抟编著的《医学正传》中也有治疗白癜风的记载："用小麦摊石上，烧铁物压出油搽之，甚效。"现存规模最大、保存最完整的类书即清代陈梦雷主编的《古今图书集成》也收录了一部分治疗白癜风的外用单方验方：摩风膏，附子、川乌、防风各二两，凌霄花、踯躅花、露蜂房各一两。右件细剉，用猪油3斤煎炼，看药黄焦，去渣候冷，收瓷盒中，用摩风癜上，以瘥为度。又方：硫黄、密陀僧、腻粉、乳香并另研，杏仁、白僵蚕（炒）。右为细末，酥调成膏，用浆水洗疮，以生布擦破涂之，日夜四五次，甚妙。又方：红心灰藋、苍耳根茎各五斤，茄子根茎三斤。右件并晒干，一处烧灰，用水一斗煎汤，淋取汁，却于铛内熬成膏，以瓷盒盛，用好乳香半两研，又入铅霜、腻粉各二钱半相和，入于膏内，用炼成黄牛脂二两，入于膏内，调搅令匀，涂抹于患处，一日涂三上，夜涂一上。又方：核桃（初生青者）五枚，白矾二钱五分，细研，硫黄半两，细研。右件和研为膏，日三两次涂之，瘥。

（3）中医其他治疗方法。

酊剂外涂：酊剂指原料药物用规定浓度的乙醇提取或溶解而制成的澄清液体制剂，亦可用流浸膏稀释制成。酊剂具有制作简单、易于保存、起效快、疗效显著等特点。目前白癜风外治酊剂主要包括复方补骨脂酊、复方蛇补酊、补骨脂青龙衣酊以及自制中药酊剂等。酊剂外涂，1日2次，联合中药口服治疗，疗效显著。

中药外洗：中药外洗是指在辨证论治的基础上，拟定处方，加入冷水煎煮成药液，或者将免煎颗粒药物碾碎成粉末，开水冲泡后，待其自然冷却至适宜温度，浸泡或擦洗局部皮损的治疗方法。中药外洗1日1次，经过临床病例观察，自拟中药外洗方治疗白癜风，有一定的治疗效果，且副作用少。

霜剂外擦：霜剂是油与水混合振荡再加入乳化剂、药物制成的半固体剂型，能够使一种液体较稳定地分散于另一种液体中，所以兼具亲脂性和亲水性，具有润滑不油腻、软化痂皮、消炎、保护及止痒作用。目前白癜风外擦霜剂主要有补骨脂霜剂、白灵霜以及抗白霜。霜剂具有性质稳定、作用持久的特点，从而使其在白癜风治疗中凸显优势，联合中药口服，疗效更加显著。

散（粉）剂外擦：散（粉）剂是指一种或数种药物经粉碎、混匀而制成的粉状药剂。散剂是中医传统疗法之一，早在《黄帝内经》中就有用散剂治疗疾病的记载，《伤寒杂病论》中散剂甚多，亦最先提出了"散"的名称，散剂的特点古代早有论述："散者散也，去急病用之。"因散剂可接触面积较大，因而具有易分散、奏效快的特点，随着主药的不同可有干燥、消炎、清凉、止痒、收敛等作用。如外用消白散，1日2次，持续1~6个月，效果明显。

针刺疗法：针刺是指将针刺入人体腧穴，通过调节经络系统，使机体达到阴阳平衡，从而防病治病的治疗方法，它依据的是"虚则补之，实则泻之"的辨证原则，进针后通过补、泻、平补平泻等手法的配合运用，以取得人体本身的调节反应。治疗白癜风，采用25mm毫针围刺白癜风皮损边缘，针间距为1cm，45°角斜刺5~10mm，留针20分钟，10分钟行针1次，采用捻转法。隔日治疗1次，共治疗8周。总有效率为96.67%。针刺疗法配合药物外用治疗白癜风疗效更加显著，对白斑围刺，可以局部促进皮损及皮损周围部位气血运行。

火针疗法：又称燔针，最早见于《灵枢》，正式定名于《千金要方》，之后历代均有记录。火针刺法称为"焠刺"，是将针体烧红直至发白，然后快速刺入皮损部位，正如《针灸大成》说："灯上烧，令通红，用方有功。若不红，不能去病，反损于人。"火针能刺激皮损局部，具有温经散寒、活血化瘀、软坚散结、清热解毒、升阳举陷、扶正祛邪、防治疾病的作用，因此广泛应用于内科、外科、妇科、儿科、皮肤科等各科疾病。火针予以一定的热性刺激，具有针和灸的双重作用，即温热作用。通过火针刺激腧穴及病患局部，达到以下目的：

增加人体阳气，激发经气，调节脏腑机能，使经络通、气血行、湿滞化，从而扶正祛邪。

刺激局部，疏通经络，调和气血，促进局部气血通畅，扩张毛细血管，促进血液循环，激发酪氨酸酶活力，促进黑素生成，从而达到有效治疗白癜风的目的。因此，火针被广泛应用于白癜风治疗。火针点刺阿是穴（皮损局部）及足三里等相应穴位。

拔罐疗法：拔罐疗法是使用特制器具如玻璃火罐，利用燃烧等方式排除罐内空气形成负压，并使罐吸附于体表，造成局部瘀血，以达到通经活络、行气活血、消肿止痛、祛风散寒等作用的疗法。也可联合皮肤针叩击，用皮肤针叩击患处 100 次左右，微见出血点，拔中号火罐 10 分钟，用 25mm 毫针分别刺入三阴交、血海、曲池、肺俞（双），持续捻针 2 分钟不留针，用 3 根艾条捆在一起点燃回旋灸患部 10 分钟，以充血为度。中医学认为，白癜风多为气血不和、气滞血瘀，而拔罐疗法能够改善局部血液循环，温散风邪与调整局部气机，从而达到治病的目的。

穴位埋线：穴位埋线是一种特殊的针灸治疗方法，它是通过特制的针具，将羊肠线或者其他的可吸收的线植入特定的穴位上，起到长久的、持续的、温和的刺激，从而达到治疗疾病的目的。穴位埋线可应用于多种皮肤病的治疗。选取肺俞、膈俞、脾俞、胃俞、肾俞、阳陵泉、三阴交、外关穴等穴位，每隔 2 个月行穴位埋线 1 次，连续治疗 2 次后，效果明显。穴位埋线的主要作用机制是刺激穴位，通经活络，利用针刺及埋线的综合作用起到刺血效应，可调整机体内环境，调动体内所有积极因素协同抵抗疾病，从而达到平衡阴阳、调和气血、调整脏腑以及扶正祛邪的作用。

灸法治疗：灸法古称"灸焫"，又称艾灸。指以艾绒为主要材料，点燃后直接或间接熏灼体表穴位的一种治疗方法。也可在艾绒中掺入少量辛温香燥的药末，以加强治疗作用。该法有温经通络、升阳举陷、行气活血、祛寒逐湿、消肿散结、回阳救逆等作用。火针配合灸法治疗可起到疏通经络、调气和血的目的。所灸部位即可选择局部皮损处，也可根据辨证选择相应的穴位。

刮痧疗法：刮痧疗法是通过特制的刮痧器具和相应的手法，蘸取一定的介质，在体表进行反复刮动、摩擦，使皮肤局部出现红色粟粒状或暗红色出血点等"出痧"变化，从而达到活血透痧的作用。因其简、便、廉、效的特点，临床应用广泛。刮痧可以扩张毛细血管，增加汗腺分泌，促进血液循环。刮痧疗法在临床上被用于治疗完全型顽固性白癜风。完全型顽固性白癜风一般病程长久，白斑皮肤增厚，外涂药物也较难渗透。用刮痧疗法治疗，可改善白斑局部的血液循环，可使白斑处增厚的皮肤变薄或变柔软。联合外涂药膏，效果明显。

参考文献

[1] TAN A, SCHUSTER L M, ROBBINS M A, et al. Evaluation of the psychosocial impact of a social interaction skills training (SIST) workshop for patients with vitiligo：a pilot study [J]. J Am Acad Dermatol, 2019 (2)：645 – 647.

[2] GILL L, ZARBO A, ISEDEH P, et al. Comorbid autoimmune diseases in patients with vitiligo：a cross – sectional study [J]. J Am Acad Dermatol, 2016, 74 (2)：295 – 302.

[3] JIN Y, BIRLEA S A, FAIN P R, et al. Genome – wide association analyses identify 13 new susceptibility loci for generalized vitiligo [J]. Nat Genet. 2012, 44 (6)：676 – 680.

[4] SHEN C, GAO J, SHENG Y, et al. Genetic susceptibility to vitiligo：GWAS approaches for identifying vitiligo susceptibility genes and loci [J]. Front Genet, 2016, 7 (3)：1 – 12.

[5] SPRITZ R A. Six decades of vitiligo genetics：genome – wide studies provide insights into autoimmune pathogenesis [J]. J Invest Dermatol, 2012, 132 (2)：268 – 273.

[6] HARRIS J E. Cellular stress and innate inflammation in organ – specific autoimmunity：lessons learned from vitiligo [J]. Immunol Rev, 2016, 269 (1)：11 – 25.

[7] MORETTI S, ARUNACHALAM M, COLUCCI R, et al. Autoimmunemarkersin vitiligo patients appear correlated with obsession and phobia [J]. J Eur Acad Dermatol Venereol, 2012, 26 (7)：861 – 867.

[8] CHEUK S, SCHIUMS H, GAILAISSEREZAL I, et a1. CD49a expression defines tissue – resident CD8 + T cells poised for cytotoxic function in human skin [J]. Immunity, 2017, 46 (2)：287 – 300.

[9] ZHOU J, AN X, DONG J, et al. IL – 17 induces cellular stress micro-

environment of melanocytes to promote autophagic cell apoptosis in vitiligo ［J］. FASEB J, 2018, 32 (9): 4899 – 4916.

［10］孙晓燕, 牛妍艳, 张美芳, 等. 白癜风患者外周血 Th17/Treg 细胞免疫失衡的检测 ［J］. 中国皮肤性病学杂志, 2017, 24 (7): 684 – 686.

［11］邱会芬, 王雯, 王忠永, 等. 白癜风患者外周血 Th17 和 Treg 细胞特异性转录因子的检测及意义 ［J］. 实用医学杂志, 2016, 32 (17): 2881 – 2883.

［12］RASHIGHI M, AGARWAL P, RICHMOND J M, et al. CXCL10 is critical for the progression and maintenance of depigmentation in a mouse model of vitiligo ［J］. Science translational medicine, 2014, 6 (223): 223ra23.

［13］REGAZZETTI C, JOLY F, MARTY C, et al. Transcriptional analysis of vitiligo skin reveals the alteration of WNT pathway: a promising target for repigmenting vitiligo patients ［J］. J Invest Dermatol, 2015, 135 (12): 3105 – 3114.

［14］WANG X X, WANG Q Q, WU J Q, et al. Increased expression of CXCR3 and its ligands in patients with vitiligo and CXCL10 as a potential clinical marker for vitiligo ［J］. Br J Dermatol, 2016, 174 (6): 1318 – 1326.

［15］LI S, ZHU G, YANG Y. et al. Oxidative stress drives CD8 + T – cell skin trafficking in patients with vitiligo through CXCL16 upregulation by activating the unfolded protein response in keratinocytes ［J］. J Allergy Clin Immunol, 2017, 140 (1): 177 – 189

［16］RASHIGHI M, HARRIS J E. Interfering with the IFN – γ/CXCL10 pathway to develop new targeted treatments for vitiligo ［J］. Ann Transl Med, 2015, 3 (21): 341 – 343.

［17］VAN DEN BOORN J G, JAKOBS C, HAGEN C, et al. Inflammasome – Dependent Induction of Adaptive NK Cell Memory ［J］. Immunity, 2016, 44 (6): 1406 – 1421.

［18］SONG P, LI K, LIU L, et al. Genetic polymorphism of the Nrf2 promoterregion is associated with vitiligo risk in Han Chinese populatoins ［J］. J Cell MolMed, 2016, 20 (10): 1 – 11

[19] WAGNER R Y, LUCIANI F, CARIO – ANDRE M, et al. Altered E – cadherin levels and distribution in melanocytes precede clinical manifestations of vitiligo [J]. J InvestDermatol, 2015, 135 (7): 1810 – 1819.

[20] ABDELLATIF A A, ZAKI A M, ABDO H M, et al. Assessmentof serum levels ofgranulocyte – macrophage colony – stimulatingfactor (GM – CSF) among nonsegmental vitiligo patients: a pilot study [J]. Acta Dermatovenerol Alp PannonicaAdriat, 2015, 24 (3): 43 – 45.

[21] 中国中西医结合学会皮肤性病专业委员会色素病学组. 白癜风诊疗共识（2018 版）[J]. 中华皮肤科杂志, 2018, 51 (4): 247 – 250.

[22] SPEECKAERT R, SPEECKAERT M, DE SCHEPPER S, et al. Biomarkers ofdisease activity invitiligo: a systematic review [J]. AutoimmunRev, 2017, 16 (9): 937 – 945.

[23] 孙秋宁, 刘洁. 协和皮肤镜图谱 [M]. 北京: 人民卫生出版社, 2015: 208 – 209.

[24] 林洁, 樊奇敏, 许爱娥. 窄谱中波紫外线治疗白癜风平台期相关研究 [J]. 临床皮肤科杂志, 2016, 45 (6): 465 – 468.

[25] ROTHSTEIN B, JOSHIPURA D, SARAIYA A, et al. Treatment of vitiligo with the topical Janus kinase inhibitor ruxolitinib [J]. J Am Acad Dermtol, 2017, 76 (6): 1054 – 1060.

[26] 中华中医药学会皮肤科分会. 白癜风中医治疗专家共识 [J]. 中国中西医结合皮肤性病学杂志, 2017, 16 (2): 191 – 192.

[27] 高雪雯, 郭菲, 符海燕, 等. 白癜风中医外治研究进展 [J]. 中医外治杂志, 2019, 28 (5): 64 – 66.

（陆小娟　李其林　杨　楠　吴艳华）

第二节 晕 痣

一 概述

晕痣（halo nevus）又称 Sutton 痣及离心性后天性白斑（leukoderma ac-quisitum centrifugum），是指围绕色素痣的局限性色素减退斑，此后痣本身也可褪色而皮损继续发展。普遍认为是一种自发消退的自身免疫性疾病。本病目前在中医尚无确切对应病名，根据其临床表现，与隋代巢元方《诸病源候论》中所述的"白癜""白驳风""斑白"近似，可参考白癜风中医治疗。

二 病因及发病机制

目前该病的病因尚不清楚，晕痣与白癜风是否属于同种疾病目前尚无定论，但两者可能有相似的免疫机制。研究发现自身痣细胞免疫耐受失常，导致特异性自身反应性 T 淋巴细胞活化与增殖，造成皮损处局部免疫损伤，其中CD8 + T 淋巴细胞是主要的效应细胞。Park 等对 30 例晕痣进行免疫组化分析，发现晕痣早期 Foxp3、Tregs 数量显著增加，且 Foxp3、Tregs 数量与炎症浸润程度呈正相关，表明 Foxp3、Tregs 可能在晕痣发展中起重要作用。

既往认为体液免疫在晕痣消退过程中作用较小，但常有晕痣患者检出黑素瘤细胞胞浆抗原的循环抗体，该抗体在晕痣消退和切除后消失，提示存在潜在相关性。有研究发现 CD207 细胞在晕痣中表达增加，表明在晕痣的发病过程中朗格汉斯细胞可能被活化并参与晕痣的自身免疫反应；在晕痣消退晚期巨噬细胞数量较前期增多，可能参与了晕痣消退的免疫反应。

三 临床表现

晕痣发病率约为 1%，多见于儿童和青少年，好发部位为躯干部，其典型皮损特征为中央黑素细胞痣，少数中心痣为发育不良痣、蓝痣、Spitz 痣、脂溢性角化病、黑素瘤、蒙古斑或先天性无色素痣等，周边环以均匀一致的圆形或椭圆形白晕。白色晕轮与色素痣可同时发生，或围绕整个痣周围间隙发生。晕痣的发生发展可分为四个阶段：第Ⅰ阶段，典型的晕痣出现，即黑褐色痣周围绕以色素脱失斑；第Ⅱ阶段，中心痣色素减退，逐渐演变为粉红色丘疹，周围绕以白晕；第Ⅲ阶段，中心丘疹消失，只剩下环形的色素脱失斑；第Ⅳ阶段，色素恢复，不留痕迹。但并非所有晕痣均经历这 4 个阶段，以第Ⅰ阶段最为多见。晕痣常伴发于如白癜风、Turner 综合征等疾病，或由药物或者紫外线诱发。

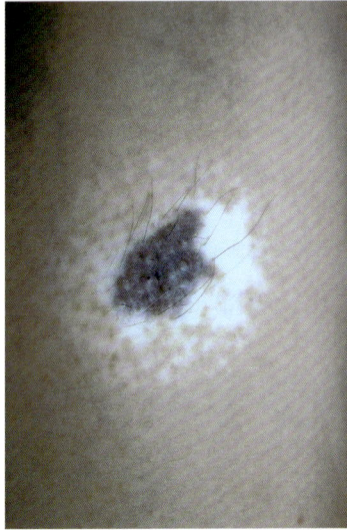

图 4 - 2　晕痣

四　组织病理

白晕镜下表现为基底层黑素细胞缺失和痣细胞周围淋巴细胞浸润；痣多为复合痣与皮内痣，可有异型性表现。复合痣可见痣细胞呈条索状伸向真皮；皮内痣可见真皮内痣细胞巢，与表皮之间可见明显的 Grenz 带。镜下可见不同程度的痣细胞与黑素细胞消退和炎细胞浸润，伴新生内皮细胞、间质血管组织增生。

五 皮肤影像学

皮肤镜：镜下痣中央组成部分主要表现为球形模式，无结构的棕色均质模式或网状模式，边缘的环为无结构的白色区域，可见血管扩张。

电镜：电镜检查可见接触淋巴细胞的痣细胞及黑素细胞有损伤，痣细胞胞质空泡变性，胞质凝固和出现黑素小体自噬现象，角质形成细胞也有空泡变性，朗格汉斯细胞增多。

六 诊断及鉴别诊断

根据色素痣绕以均匀的白色色素减退环不难诊断该病。但需与白癜风皮损偶然波及痣周围，或痣的周围由于应用脱色剂而出现的白斑鉴别。

七 治疗

晕痣的治疗尚存争议，激光或手术切除是常见的治疗方法。有部分学者提出晕痣如果不及时切除有转化为白癜风的风险，其转变机制可能与细胞毒性T淋巴细胞攻击痣细胞和黑素细胞有关。张倩等以手术方式治疗277例晕痣患者，提示手术治疗可以清除皮损中暴露的抗原，是治疗晕痣的一种有效方法。而308nm准分子激光治疗晕痣尚存争议。临床中观察到如高龄晕痣、中心痣不典型、白晕不对称或不均匀等可疑表现，应及时切除并进行病理学检查。

参考文献

[1] PARK H S, JIN S A, CHOI Y D, et a1. Foxp3 + Regulatory T cells are increased in the early stages of halo nevi: clinicopathological features of 30 halo nevi [J]. Dermatol, 2012, 225 (2): 172-178.

[2] 刘冬冬, 张江安, 于建斌, 等. CD207在晕痣皮损中的表达 [J].

中国实用医刊, 2014, 41 (17): 58-59.

[3] BABU A, BHAT M R, DANDELI S, et al. Throwinglight onto the core of a halo nevus: a new finding [J]. Indian J Dermatol, 2016, 61 (2): 238-241.

[4] KAWAGUCHI A, YAMAMOTO T, OKUBO Y, et al. Multiple halo nevi subsequent to a short period of sunbathing [J]. J Dermatol, 2015, 42 (5): 543-544.

[5] WANG K, WANG Z, HUANG W. Resolution of vitiligo following excision of halo congenital melanocytic nevus: a rare case report [J]. Dermatol Ther, 2015, 29 (3): 145-147

[6] IYENGAR B. Halo nevus the vascular connection [J]. Pigment Disord, 2015, 2 (188): 2376-2427

[7] 张倩, 李舒丽, 张伟刚, 等. 277 例晕痣的临床回顾性分析 [J]. 临床皮肤科杂志, 2015, 44 (6): 340-343.

[8] ZALAUDEK I, CATRICALA C, MOSCARELLA E, et al. What dermoscopy tell us about nevogenesis [J]. J Dermatol, 2011, 38 (1): 16-24.

[9] 刘芃祥, 漆军, 巴伟. 晕痣的皮肤镜表现 [J]. 临床皮肤科杂志, 2018, 47 (11), 693-695

(陆小娟　李其林　曾丽玲　吴艳华)

第三节　白化病

一　概述

白化病 (albinism) 又称眼皮肤白化病、泛发性白化病、白斑病、先天性色素缺乏, 是一种以先天性眼、皮肤和毛发部分或完全色素脱失为特征表现的遗传病。国际白化病中心根据其色素缺失部位将其分为眼皮肤白化病 (OCA) 和眼白化病 (OA) 两种类型, 其中 OCA 患者存在不同程度的眼、皮肤及毛发色素缺失，而 OA 患者仅有眼部症状。人群发病率为 5/10 万 ~ 10/10 万，男女发病相近，各种族均可发病，但以黑人为多。

传统医学对白化病暂无专门的论述，也无对应的中医病名。

二　病因及发病机制

OCA 是一种遗传性疾病，常有家族史。患者黑素细胞数目和形态正常，且 DOPA 反应多呈阳性，但由于酪氨酸及酪氨酸酶基因的突变，使酪氨酸生成不足及酪氨酸酶活性缺少或缺失，造成黑素细胞内前黑素小体不能转变成黑素小体或黑素小体不能显化而出现白化病。OCA 分为 7 个类型（OCA1 – 7）。OCA1 型又分为两个亚型，OCA1A 和 OCA1B。两亚型在出生时不能区分，二者均与酪氨酸酶基因突变有关，染色体定位于 11q14.3。OCA1A 酪氨酸酶活性完全缺失，眼睛、皮肤完全缺乏黑素。OCA1B 酪氨酸酶活性显著下降，但没有完全缺失。OCA2 型由 OCA2 基因突变产生，该基因编码黑素小体膜上的转运蛋白，染色体定位于 15q12 ~ q13.1。此型随年龄增长色素增加，故又称不完全性白化病。OCA3 型是位于 9p23 染色体的酪氨酸相关蛋白 1 基因突变导致，仅见于黑种人，产生褐色色素，故头发、皮肤为浅褐色或褐色。OCA4 突变基因为 MATP（SLC45A2），染色体定位于 5p13.2，编码影响黑素合成的转运蛋白。OCA5 突变基因定位区域为 4q24。OCA6 突变基因为 SLC24A5，属于钾离子依赖的钠钙交换蛋白的一种，染色体定位于 15q21.1。OCA7 突变基因为 C10orf1110，编码富含亮氨酸重复单位的蛋白，影响黑素细胞的分化，染色体定位于 10q22.2 ~ q22.3。OA 为 X 连锁遗传病，定位于 Xp22.2 染色体上的GPR143 基因，产物 OA1 是一种蛋白受体，介导细胞间的物质运输和信号转导，其功能障碍引起黑素小体生长失控，诱发病变。除此以外，还发现 LYST、HPS1、AP3B1、HPS3、HPS4、HPS5、HPS6、DTNBP1、BLOC1S3、BLOC1S6基因突变与白化病相关。

现代中医研究认为白化病属于先天遗传性疾病，中医医学认为：肾藏精，主发育与生殖，肾精是构成人体胚胎的物质基础，有着繁衍后代的重要作用，肾精不足，肾气虚，则易患先天遗传性疾病。

三 临床表现

OCA1A 是经典型的酪氨酸酶阴性的 OCA。临床表现为出生时即为白色毛发、乳白色皮肤、灰蓝色眼睛。随年龄增长，皮肤仍呈白色，并出现无黑素的黑素细胞痣。但头发因为毛发角蛋白变性可呈现黄色。患者因对紫外线敏感，易发生皮肤肿瘤。OCA1A 酪氨酸酶活性完全缺失，眼睛、皮肤完全缺乏黑素，故而视觉敏感性严重下降，部分患者可致盲。OCA1B 酪氨酸酶活性显著下降，但没有完全缺失，故患者皮肤、毛发和眼色素可随年龄增长而增加，皮肤可晒黑。OCA1B 突变的酪氨酸酶基因使该酶在 35℃ 以下有一定活性，到青春期，温度较低的肢端手臂毛转为丹红褐色，下肢体毛变为暗褐色。

OCA2 符合经典酪氨酸酶阳性的 OCA，在非洲及非裔美国人中发病率较高，是 P 基因的突变产生的，为最常见的类型。OCA2 表型较 OCA1 轻，但皮肤表型多样，毛发、皮肤和虹膜可有轻度到中度的色素减退，表现为全身皮肤色素缺失，皮肤毛细血管显露而呈红色，伴不同程度的血管扩张。对紫外线高度敏感，曝光部位可出现日光性皮炎、光化性唇炎、毛细血管扩张、色素痣、色素斑，色素斑面积可进行性增大。毛发可呈纯白色、淡白色、银白色，全身或红茶色。眼部特征性表现为：眉毛和睫毛白色或淡黄色。小儿期虹膜为透明淡灰，瞳孔为红色。成人期呈青灰色、淡褐色，巩膜变薄，脉络膜、视网膜因缺乏色素，使眼底变为橙红色且瞳孔遮光不全，出现所谓的昼盲状态，即白昼或强光下怕光，常眨眼，而夜间视力反比正常人好。还可伴其他眼科疾病，如瞳孔变形、眼球震颤、晶状体缺乏等。

非洲人群中因 P 基因突变可出现淡褐色的皮肤表型，被称为棕色 OCA。

OCA3 患者体内合成的色素不是黑色的，而是褐色的，其临床表现特征为浅褐色头发、浅褐色皮肤、蓝/褐色虹膜、眼球震颤和视力下降。

OCA4 常见于日本人群。OCA4 色素缺乏程度差异较大，可出现轻度至重度的色素缺乏及相应的眼部症状，故仅从表型上 OCA4 难以与 OCA1 和 OCA2 相区别。

OCA5 的临床表现包括金黄色头发、白色皮肤、眼球震颤、畏光、视网膜中央凹发育不良以及视敏度受损等。

OCA6 是最罕见的 OCA 类型之一，其临床表现为头发颜色浅，随年龄增长颜色逐渐加深，虹膜透明、畏光，视网膜中央凹发育不良，出现视敏度下降以及眼球震颤症状。OCA6 患者的皮肤表型异质性很大，毛发颜色变化也大，从白色到金黄直至深褐色。

OCA7 患者除色素减退以外，更为明显的是眼部症状，包括眼球震颤、虹膜透明、视敏度下降以及视神经交叉投射异常。

部分白化病局限于眼部，又称眼白化病，为 X 性联隐性遗传。症状相对较轻，但眼部视网膜和虹膜黑素完全或部分缺失，出现眼球震颤及高度近视，视力敏锐度明显下降。女性携带者由于 X 染色体莱昂化作用（lyonzation），在眼底出现"泥浆泼溅样"或马赛克样色素沉着。

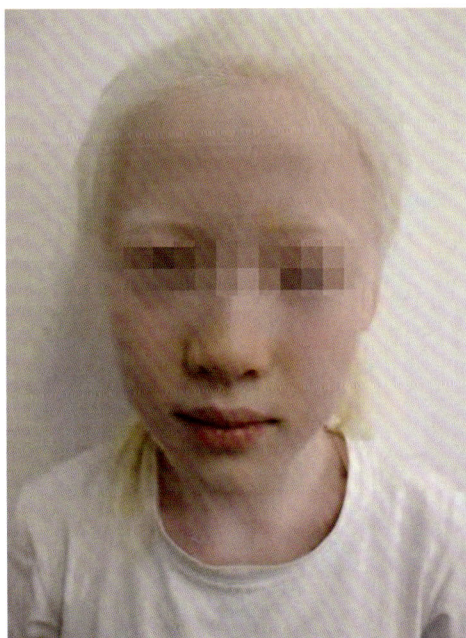

图 4-3　白化病
（中国医学科学院皮肤病研究所孙建方教授提供）

四 组织病理

表皮黑素细胞数目及形态均正常，但银染色缺乏黑素。电子显微镜下仅见黑素细胞而无成熟黑素颗粒。酪氨酸酶阳性型黑素细胞多巴染色为阳性，酪氨酸酶阴性型黑素细胞多巴染色为阴性。

五 诊断及鉴别诊断

根据泛发型皮肤及毛发色素脱失，眼部色素脱失加上眼球震颤的临床表现，易于诊断。但因为存在不同类型之间的临床表型重叠，故基因诊断可以增加诊断的准确性。

白化病可通过遗传咨询及产前诊断确诊。产前诊断主要包括以下几种方式：①通过胎儿头皮或皮肤毛囊活检电镜诊断：观察黑素细胞中有无成熟的黑素小体。②通过胎儿镜直接观察诊断：方式为在孕 19~27 周，在 B 超引导下于羊水池最深处应用胎儿镜进入羊膜腔，观察胎儿头发颜色，进行白化病产前诊断。③产前基因诊断：首先明确家系中基因突变，然后在孕 10~12 周通过绒毛穿刺，提取胎儿基因组 DNA 进行分析，从而达到产前诊断的目的。但应与如下疾病鉴别：

（1）白癜风：为后天发生的色素脱失斑，白斑周围皮肤色素加深，随病情变化，白斑可增多、减少或消失。泛发型白癜风可能与 OCA 混淆，但根据其后天发病的病史，皮损面积逐渐扩大的疾病过程以及组织病理上白癜风表皮中黑素细胞的缺乏等表现可与之进行鉴别。

（2）斑驳病：为位于染色体 4q11~12 的 KIT 基因突变导致。白斑分布于躯干中部、四肢中部、前额中央及额中的头皮，伴有白色毛发。出生时即有白色额发为其特征性表现。皮疹多呈菱形，中间可见正常皮岛。组织病理学皮肤及毛囊中均无黑素细胞。根据皮疹分布、组织病理学表现及基因诊断的结果可以与白化病进行鉴别。

（3）无色素性色素失禁症：主要与染色体镶嵌有关。表现为躯干、四肢泼墨样色素减退斑，偏侧分布。病变局部可呈凹陷性萎缩或隆起。同时可伴有中枢神经系统、眼、骨骼及肌肉的遗传。根据特征性的皮损形态可以与白化病进行鉴别。

六 治疗

本病尚无有效治疗方法。白化病治疗的目的是缓解疾病症状，提高生活质量，防止并发症的发生。最主要的预防措施为避免日光照射，需要应用衣物遮蔽、外涂防晒霜及佩戴墨镜防止因为日光照射而产生的病变，警惕皮肤肿瘤的发生。视力及视野改变可以通过佩戴眼镜纠正。眼球震颤可以通过佩戴接触镜或外科手术矫正，头部一些特殊的体位可以减轻眼震颤。斜视可以通过遮盖健侧眼睛进行纠正。

中医外治法：用王不留行耳穴贴压。取肺、脾、胃、交感、肾、皮质下、内分泌等穴。擦净耳郭，用王不留行贴对准穴位，胶布贴紧，每天按压穴位垂直方向 4~6 次，每次不少于 5 分钟，按压时间越长效果越好。两耳交替治疗，每 3~4 天换贴 1 次，10 次为 1 疗程，休息一周，再行第二疗程。

参考文献

[1] 胡浩，贾政军. 白化病的分子遗传学研究进展 [J]. 医学综述，2016，22（8）：1471-1474.

[2] 中华人民共和国国家卫生健康委员会. 白化病诊治指南 [J]. 中国实用乡村医生杂志，2019，26（9）：4-6.

[3] 马文珠. 耳穴贴压治疗白化病 1 例 [J]. 中国针灸，1992（3）：54.

（陆小娟　李其林　汤　楠　吴艳华）

第四节　老年性白斑

一　概述

老年性白斑（senile leukoderma）是一种发生于老年人群的色素退化现象。本病目前在中医尚无确切对应病名，根据其临床表现，与隋代巢元方《诸病源候论》所述的"白癜""白驳风""斑白"近似，可参考白癜风中医治疗。

二　病因及发病机制

本病与皮肤黑素细胞（DOPA 阳性）的数目不断减少有关。

三　临床表现

老年性白斑多见于 45 岁以上中老年人，并随年龄增大而增加，常伴发其他老年性变化如老年疣、老年性血管瘤及灰白发等。男女发病率大致相等。皮损常发生于躯干、四肢，尤其是大腿部，而颜面部和皮肤黏膜交界少见。白斑境界清晰，多为针头至扁豆大小，呈圆形或椭圆形，数个至数百个不等，皮损处皮肤较周围稍凹陷，皮损处毛发不变白，边缘无色素增多现象。经过数年，患者会缓慢出现多处损害，但皮损一直孤立存在而不融合或出现大片皮损。

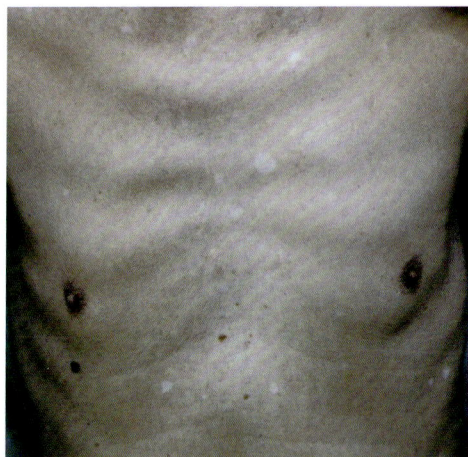

图 4 - 4　老年性白斑

四　组织病理

表皮萎缩，表皮内黑素颗粒减少，基底层黑素细胞减少，DOPA 反应减弱。电镜下黑素细胞形态完整，细胞器可见，但无明显色素颗粒。

五　皮肤影像学

圆形点状色素减退斑，白斑周围放射状棕色色素沉着，白斑内有血管结构（点状、丝状、不规则血管），表面层状鳞屑。

六　诊断及鉴别诊断

根据该病好发于中老年人，其躯干、四肢出现数目不等的圆形或椭圆形白斑，皮损处皮肤稍凹陷，边缘无色素增多等特点，可诊断该病。但该病与特发性滴状色素减少症相似，老年性白斑皮损略低于周围正常皮肤，而特发性滴状色素减少症皮损与皮肤平齐，且好发于下肢。现在部分学者认为本病与特发性点状色素减少症为同一疾病。

四　组织病理

组织病理学显示基底层黑素细胞数目无明显减少。光镜或电镜下见表皮钉突多变平，基底层黑素细胞数目正常，但其树枝状突发育不良，粗而短，多巴反应及硝酸银染色减弱。黑素细胞内的黑素小体减少或聚集成团，受累区角质形成细胞内黑素小体也可减少或聚集成团。真皮上部嗜色素细胞无增多。

五　皮肤影像学

苍白色色素减退斑，边缘模糊，不规则状。白斑内可见血管结构（丝状、线状、分叉血管）。边缘无色素增加。偶可见毛囊周围色素残留。

六　诊断及鉴别诊断

根据本病出生时或出生后不久发生的一侧性，单片或多片散在分布的脱色性皮损，终身不变等特点，一般可诊断该病。需鉴别的疾病有：

（1）局限性或节段型白癜风：为后天发生的色素脱失斑，白斑周围皮肤色素加深，随病情变化，白斑形态可增多、减少或消失。

（2）斑驳病：为位于染色体 4q11～12 的 KIT 基因突变导致。白斑多分布于躯干中部、四肢中部、前额中央及额中的头皮，伴有白色毛发。出生时即有白色额发为其特征性表现。皮疹多呈菱形，中间可见正常皮岛。组织病理学显示皮肤及毛囊中均无黑素细胞。

（3）贫血痣：为先天性色素减退斑，多为单侧分布。由于病变局部毛细细胞稀少，摩擦或加热后白斑周围皮肤充血，而白斑本身不发红。

七　治疗

目前尚无有效的药物治疗方法。若美容需要，对暴露部位的小面积损害可用遮盖剂治疗，亦可试用自体表皮移植治疗或 NB－UVB、308 准分子激光照射治疗。

参考文献

[1] 赵辨. 中国临床皮肤病学 [M]. 南京：江苏科学技术出版社，2017：1442.

[2] 邢嬛，伏利兵. 儿童无色素性痣 106 例临床分析 [J]. 临床皮肤科杂志，2002，31（10）：619－621.

[3] 王侠生，廖康煌. 杨国亮皮肤病学 [M]. 上海：上海科学技术文献出版社，2005：661.

[4] LEE H S, CHUN Y S, HANN S K. Nevus depigmentosus：clinical features andhistopathologic characteristics in 67 patients [J]. Journal of the American academy of dermatology. 1999，40（1）：21－26.

[5] 孙秋宁，刘洁. 协和皮肤镜图谱 [M]. 北京：人民卫生出版社，2015：211.

[6] 鲁功荣，许爱娥. 皮肤镜对常见色素减退性疾病的临床图像特征分析技术的建立 [J]. 临床皮肤科杂志，2017，46（6）：401－405.

（陆小娟　李其林　曾丽玲　吴艳华）

第六节　炎症后白斑

一　概述

炎症后白斑病（postinflammatory leukoderma）为皮肤炎症后继发的白斑病，临床较为常见。本病目前在中医尚无确切对应病名，根据其临床表现，与隋代巢元方《诸病源候论》所述的"白癜"近似，可参考白癜风中医治疗。

二　病因及发病机制

炎症后白斑的发生可能与炎性皮肤病导致黑素细胞数量减少，或角质形成细胞的分裂加快，黑素细胞内成熟黑素小体输入角质形成细胞内的数量较少，或影响 DOPA 和酪氨酸酶起反应，抑制黑素的生物合成有关。

三 临床表现

炎症后白斑为继发性改变，后天发生，先有皮肤炎症，随后出现色素减退性白斑。常继发于湿疹、脂溢性皮炎、线状苔藓、银屑病、红斑狼疮、硬化性萎缩性苔藓、玫瑰糠疹、花斑癣等后，一般局限于原发部位，其大小、形状基本与原皮损一致。白斑一般为淡白色，边界不清，有时伴有细小鳞屑，Wood 灯下呈白色。

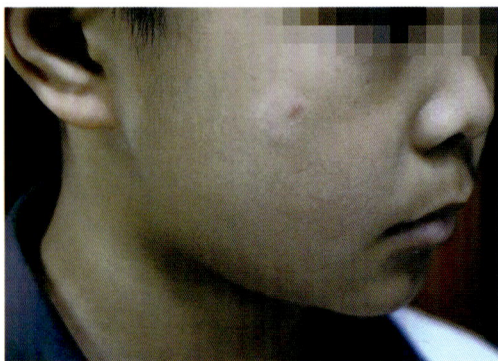

图4-6 炎症后白斑

四 组织病理

主要表现为多巴阳性的黑素减少，有的真皮上部可见少量淋巴细胞、单核细胞和组织细胞；邻近正常皮损组织未见异常表现。

五 皮肤影像学

黄白色背景，边界模糊，偶可见毛囊周围色素残留。

六 诊断及鉴别诊断

炎症后白斑为继发性改变，根据典型皮损及病史不难诊断，但需与如下疾病进行鉴别：

（1）白癜风：为后天发生的色素脱色斑，边界清楚，周围有色素沉着，Wood 灯下呈亮白色，可与之鉴别。

（2）花斑癣：好发于额、颈、躯干、上肢等皮脂溢出部位，为圆形或卵圆形浅色斑，表面有极细鳞屑，皮损中易发现真菌。Wood 灯下呈珊瑚样荧光，有助于与之鉴别。

七 治疗

炎症后白斑有自愈性，无须特殊处理，以治疗原发病为主。注意防晒、保湿，有助于皮损早日消退。

参考文献

［1］赵辨. 中国临床皮肤病学［M］. 南京：江苏科学技术出版社，2017：1444.

［2］马琳. 儿童皮肤病学［M］. 北京：人民卫生出版社，2014：281－282.

［3］鲁功荣，许爱娥. 皮肤镜对常见色素减退性疾病的临床图像特征分析技术的建立［J］. 临床皮肤科杂志，2017，46（6）：401－405.

（陆小娟　李其林　曾丽玲　吴艳华）

第七节　贫血痣

一 概述

贫血痣（nevus anemicus）是一种先天局限性色素减退斑，好发于女性，在出生时或儿童时期发生，亦可晚发，终生不退。本病目前在中医尚无确切对应病名，根据其临床表现，与隋代巢元方《诸病源候论》所述的"白癜""白驳风""斑白"近似，可参考白癜风中医治疗。

二　病因及发病机制

贫血痣是一种血管组织发育缺陷，不是结构上的变化，而是一种先天性功能异常，患处血管对儿茶酚胺的敏感性增强，局部血管始终处于收缩状态，使局部皮肤缺血变白。

三　临床表现

贫血痣常在出生后或儿童期发病，终身不退。贫血痣好发于躯干、胸部，也可累及其他位置。损害为单个或多发，呈圆形、卵圆形或不规则形状、境界不清的浅白色斑。有时为许多群集的小斑疹，排列成掌叶铁线蕨的叶片样。若用玻片压迫时，周围皮肤充血退去，浅色斑就不易辨别。摩擦患部时，浅色斑本身不发红，周围皮肤发红，使白斑更明显。虽然贫血痣通常与其他异常不相关，但它与多种疾病有关，包括白癜风、1型神经纤维瘤病等或作为色素血管性斑痣错构瘤的一部分。

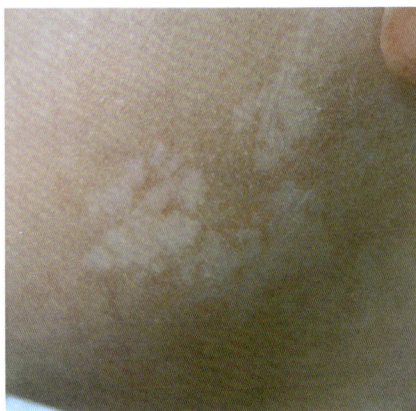

图4-7　贫血痣
（中国医学科学院皮肤病研究所孙建方教授提供）

四　组织病理

光学显微镜及电子显微镜检查患处正常，苏木紫—尹红—藏红染色示乳头和乳头下血管正常。碱性磷酸酶组织化学检查示患处血管完整无损。

五　皮肤影像学

Wood灯检查：贫血痣消失，提示该处脱色斑不是继发黑素量的减少。

皮肤镜：黄白色背景，边界模糊，摩擦后周边网格状血管分布，偶可见毛囊周围色素残留。

六 诊断及鉴别诊断

根据本病患处摩擦、冷热等物理刺激不能引起红斑反应，用玻片压迫患处周围皮肤可使损害消失的特征性临床表现一般容易诊断。

七 治疗

本病预后良好，目前尚无有效的治疗药物。若美容需要，对暴露部位小面积损害可使用遮盖剂治疗或做美容手术。

参考文献

［1］赵辨．中国临床皮肤病学［M］．南京：江苏科学技术出版社，2017：1440 – 1441.

［2］吴纪龙，许爱娥．贫血痣并发白癜风1例［J］．中国中西医结合皮肤性病学杂志，2011，10（1）：51 – 52.

［3］牛妍艳，韩飞，董正邦，等．神经纤维瘤病1型合并贫血痣1例［J］．中国皮肤性病学杂志，2018，32（3）：358 – 359.

［4］鲁功荣，许爱娥．皮肤镜对常见色素减退性疾病的临床图像特征分析技术的建立［J］．临床皮肤科杂志，2017，46（6）：401 – 405.

（陆小娟　李其林　曾丽玲　吴艳华）

第五章 >> 白癜风的慢病管理

白癜风是一种慢性、难治性皮肤黏膜色素脱失性疾病，其病因及发病机制未明，涉及遗传因素、自身免疫紊乱、神经精神因素、黑素细胞自毁学说、氧化应激等；临床表现主要为大小不一、形状各异的白斑，一般无自觉症状；治疗方法很多，但疗效不一，有些不尽如人意。因此，为了使白癜风患者获得更好的疗效，减少诱发及加重因素，防止复发，有必要对白癜风患者进行慢病管理，即从白癜风的预防、白癜风的健康教育、医护伦理要求、日常管理、门诊管理等入手，对白癜风患者进行全程管理，使其尽快康复。

第一节 白癜风的预防

白癜风的预防很重要，我们必须加强自身素养，保持乐观的心态；避免食品及环境污染对身体的伤害；防止药物诱发；纠正偏食等不良饮食习惯；避免过量食用维生素 C；加强体育锻炼；避免皮肤外伤及强光暴晒；关注与白癜风相关的自身免疫性疾病等，以防止白癜风的发生。同时一旦发生白癜风，应及早诊治。

一 加强自身素养，保持乐观心态

在生活和工作中要适时调整自己的情绪，排解消极情绪，提高自己对环境的应变能力。以平和的心态应对环境的变化。正确对待各种突发事件。保持心理平衡，方能维持生理平衡，才能预防白癜风的发生。

二　避免食品及环境污染对身体的伤害

避免接触酚类制品，如橡胶手套；避免接触汽油、油漆、沥青、瓜果残留农药等；在烟雾灰尘大的场所勿做剧烈运动；面部白癜风患者不能使用增白类化妆品，以免引起白斑扩散。

三　防止药物诱发

含磺胺基成分的药物具有光敏感作用；含硫基的药物，如胱氨酸与青霉胺等，能干扰黑素细胞的正常代谢，所以应避免服用。

四　纠正偏食等不良饮食习惯

长期偏食必然导致机体营养摄入不足或比例失调。应养成良好的饮食习惯，做到合理膳食与营养平衡。

五　避免过量食用维生素 C

（1）维生素 C 使多巴醌还原成多巴，影响黑素的形成，另外，黑素还能抑制肠黏膜对铜离子的吸收，降低血清铜化酶的活性，从而使酪氨酸酶的活性降低，影响黑素的合成。

（2）维生素 C 不但能促进神经介质的合成，使酪氨酸消耗增多，黑素合成减少，而且能保持巯基酶活性，促进谷胱甘肽的合成，并与酪氨酸合成竞争铜离子，使酪氨酸酶活性降低，影响黑素合成。

（3）维生素 C 能促进抗体的产生，抑制过度增殖的细胞，可加重维生素 C 自身免疫反应，加重毛囊黑素细胞库中无黑素功能的细胞分化增殖，影响黑素合成。

六　加强体育锻炼

应该坚持跑步、做操，勤于锻炼身体，有助于提高身体的免疫力。

七　避免皮肤外伤

皮肤外伤会导致黑素细胞与自主神经结构受到损害，使黑素合成障碍，从而出现白斑，所以要避免皮肤外伤。

八　避免强光暴晒

在强烈的阳光下暴晒，易引起皮肤炎症，导致黑素细胞受损，出现脱色斑。透过玻璃窗晒太阳可减少过量的日晒对皮肤造成的伤害。

九　关注自身免疫性疾病，防止白癜风的发生

有自身免疫性疾病的患者，如甲状腺疾病、恶性贫血、糖尿病等，应定期随访观察及治疗，避免引起或诱发白癜风。

十　穿宽松棉质衣物

白癜风易发于常受摩擦的部位，平时衣物要宽松。尤其内衣、内裤不可过紧，腰带宜松。临床上，乳房下部、腹股沟等处白斑，常因局部受压迫所致。内衣、内裤尽可能选择纯棉制品。

十一　早发现，早治疗

一旦皮肤出现白斑，应及时就医，早期诊断，早期治疗。

第二节　白癜风的健康教育

加强对白癜风患者及家人的健康教育，可通过各种形式科普宣传白癜风的相关知识，让患者对白癜风的发生、发展有一定的了解，以良好的心态配合治疗。

一 健康教育的重要性

白癜风由于白斑顽固，治疗过程缓慢，容易反复发作，患者心理压力往往非常大，不利于病情缓解，同时可加重病情。很多白癜风患者病急乱投医，相信市场上的各种偏方，不仅没有治愈反而加重病情，还承受了巨大的经济损失。正是由于缺乏对白癜风的正确认识才会出现此现象，因此有必要加强白癜风有关知识的普及和健康教育。

二 影响白癜风患者的心理因素

（1）对白癜风的认知和心态：不能正确认识白癜风，认为其是不治之症，这会增加白癜风患者的恐惧心理，促使白斑进一步加重；不能引起足够重视，延误及时就医，导致病情恶化。只有患者正确认识白癜风，才能积极主动配合治疗。

（2）皮损表现：白癜风患者的心理反应受白斑的部位、大小、数量的影响，产生紧张、焦虑及恐惧等不良心理反应。

（3）诊疗方案和检查结果：诊疗过程中向白癜风患者详细介绍诊疗方案及解释检查结果，可坚定白癜风患者的治疗信心及依从性，解除患者的焦虑等不良心理情绪。

（4）性格特征：性格特征可以影响白癜风的发展过程。不同性格特征的白癜风患者面对疾病会产生不同的心理反应。性格开朗的患者，常常表现为乐观、情绪高涨，对疾病能正确理解，能积极主动配合治疗；性格内向的患者，常常表现为情绪低落，易产生焦虑和抑郁情绪，尤其是在治疗一段时间未见好转时，就容易对治疗丧失信心。

（5）患者与医护人员的关系：医患关系融洽会让患者产生积极情绪，配合治疗，反之则会让患者产生不良情绪，抵触治疗。

（6）医院环境：安逸舒适的医院环境，使患者身心愉悦，积极治疗。反之则会让患者产生烦躁不安的情绪，不利于治疗。

（7）患者之间的感情交流：积极正面的交流有利于调动白癜风患者良好的情绪，反之使患者更加悲观，不利于康复。

（8）社会文化因素：经济条件、职业差别、受教育程度、宗教信仰及风俗习惯等对白癜风患者的心理也有一定影响。

三 健康教育对象及形式

健康教育对象：白癜风患者及家属。

健康教育形式：

（1）医护人员与患者交谈、沟通。

（2）举办白癜风患者及家属座谈会，向患者及家属普及白癜风的相关知识；邀请白癜风痊愈患者分享治愈经验。

（3）发放关于白癜风科普知识的书刊。

（4）举办白癜风科普宣传，让全社会对白癜风有一定的了解，关爱白癜风患者。

（5）成立白癜风公益组织，定期举办有关白癜风防治的公益活动，让患者互相交流、沟通。

（6）通过电台电视讲座、专题宣传板报、健康教育网站、微信公众号等，介绍白癜风防治的知识。

四 健康教育内容

（1）对白癜风的认知：向白癜风患者及家属介绍白癜风的相关知识，包括流行病学现状、发病诱因及机制、诊断依据、分期分型、严重程度、治疗方法及预后、治疗中发现的问题及注意事项等，让患者对自身所患疾病有足够的了解，解除思想顾虑，树立战胜疾病的信心，积极配合治疗。

（2）心理疏导：白癜风发生于体表部位，会给患者带来一定的容貌焦虑，容易使患者出现消极、情绪低落、郁闷等不良情绪。医护人员及家属应及时进行心理疏导，可采用心理谈话、开导劝慰、分散注意力及暗示疗法等方法，让患者知晓精神负担过重既会激发疾病，又会加重病情。患者不良情绪的及时宣泄，能够缓解心理压力，对于患者配合治疗有重要的作用。

（3）治疗指导：需要帮助患者树立正确的治疗观，不使用偏方治疗，应尽早到正规医院，在医生指导下进行合理治疗，建议采取综合疗法，即内用药、外用药和物理治疗相结合的方法，一般3个月为1个疗程，如有效可继续治疗，不可随意更换治疗方法及药物，治愈后仍需维持治疗一段时间。

（4）饮食指导：在稳定期，白癜风患者宜多吃富含酪氨酸与矿物质的食物，包括：①肉类：精瘦肉、牛肉、蛋类（鸭蛋、鹌鹑蛋，鸡蛋除外）、动物肝脏（猪肝、牛肝等）、乌鸡、淡水贝壳（田螺、河蚌、蚬）、田鸡、兔肉。②饮料：牛奶（用药期间不喝）。③植物：新鲜蔬菜、各类豆制品（豆腐、豆奶、豆浆等）、坚果类（花生、核桃、杏仁等）、黑色食物（黑米、黑豆、黑芝麻、黑木耳等）、茄子、冬笋、海带、葡萄干。不吃或尽可能少吃富含维生素C的食物，包括：①水果：柠檬、橘子、柚子、鲜枣、山楂、樱桃、猕猴桃、草莓、杏、杨梅、葡萄、鲜栗子、芒果、沙棘等及这类型水果制成的果汁、碳酸饮料、糖果、蛋糕、酸奶等。②蔬菜：西红柿、辣椒、辛香类的蔬菜香料（芹菜、香菜、葱、姜、大蒜、八角、茴香、胡椒等）、竹笋、菠菜、腌制品（酸菜等）。

（5）生活指导：白癜风患者应注意劳逸结合，加强体育锻炼。避免疲劳熬夜（尽量22点前睡觉，保持8小时睡眠时间）；减少上网、玩手机、看电视及玩电子游戏的时间（每天不超过1小时）。避免局部压迫、摩擦和外伤；避免日光暴晒，10点至17点减少户外活动。鼓励患者多参加社交活动，增加与他人的交流机会，培养乐观心态，提高心理素质。

第三节　医护伦理要求

医护人员应提高自己的诊疗水平，尊重关心白癜风患者，保护患者隐私，多跟患者沟通，耐心解释病情，使患者心情舒畅，积极配合治疗。

一 关心尊重患者

医护人员在诊疗过程中应时刻注意自己的言谈举止。告知白癜风患者病情时，应换位思考，语言恰当，让患者觉得自己是被尊重的，医护人员是为自己好的。若患者在治疗过程中出现抵触情绪，应耐心与其沟通，了解原因，解释继续治疗的重要性。充分尊重患者有利于建立医患之间的信任度，进而有利于疾病的诊治。医护人员在提高自身技术水平的同时，不能忽略对患者的心理治疗，尊重体贴患者即为一种心理治疗。

二 保护患者隐私

医护人员在与患者交流时应注意周围环境，尽可能与患者单独交谈，避免闲杂人员参与，充分保护患者隐私，有利于患者的治疗。尽量消除患者对医护人员的不满和不信任感。

三 耐心细致解析

医护人员在诊治白癜风的过程中应该耐心细致地听取白癜风患者的诉求，做到及时沟通，消除患者在诊疗过程中出现的任何焦虑情绪，使其坚定治疗的决心与信心。

四 定期复查随访

白癜风的治疗是一个漫长的过程，治疗过程中医护人员可通过电话、微信与白癜风患者保持密切联系，了解其治疗效果，坚定其治疗信念，从而使患者保持良好的依从性。定期随访可及时了解患者的疾病发展情况。

第四节 日常管理

要关心白癜风患者的日常生活管理，包括患者的睡眠、穿衣、饮食、心理、外用药、光疗及疗效等情况，将患者的日常生活及治疗纳入全程管理中，以获得更好的疗效。

一 日常生活管理

患者要有充足的睡眠，适当进行体育锻炼，注意劳逸结合，克服不良情绪，保持良好的精神面貌，养成良好的生活习惯，少食刺激辛辣食物，避免吃富含维生素 C 的食物。

避免皮肤外伤，包括：

（1）衣服宜穿宽大棉质制品。内裤、腰带亦应宽松。

（2）避免皮肤外伤、摩擦。洗澡时勿用力搓洗皮肤。

（3）避免皮肤接触酚类制品，如橡胶手套、橡胶鞋等。避免接触汽油、油漆、沥青等。

（4）避免皮肤长时间暴晒，以免诱发或加重白癜风。

（5）出现皮炎湿疹等皮肤病时应及时治疗。

（6）进展期的白癜风患者勿使用刺激性强的外用药物并尽量避免紫外线照射。

二 日常饮食注意事项

（1）注意微量元素的摄入，不妨多吃一些含有铜元素的食物，多用一些铜器来作饮食工具。

（2）不偏食，多吃富含酪氨酸与矿物质的食物，多食新鲜的蔬菜，多食瘦肉、猪肝、牛肉、黑色食物（如黑豆、黑芝麻等），详见饮食指导。

（3）禁食烟酒。

三 心理和精神上的自我调节

传统中医认为"七情致病"，即喜伤心、怒伤肝、忧思伤脾、悲伤肺、恐伤肾、惊伤胆，"百病生于气"。所以白癜风患者应学会在心理和精神上进行自我调节，避免出现郁闷、紧张、悲伤等消极情绪；应该心情舒畅、乐观、开朗，积极配合医生的治疗，争取早日康复。

应认识到白癜风是一种难治性疾病，治疗起效慢、疗程长，要解除患者的精神负担，争取及时治疗。一般3个月为1个疗程，坚持长期治疗，不可随意更换治疗方法及药物。

四 外用药及光疗注意事项

涂药前应清洁白斑处，药液不要涂在正常皮肤上，只涂于白斑处，轻轻按摩促进吸收。用药后如局部变黑、变红，属正常现象。如出现肿痒、水疱等现象需停用。光疗时应严格按照规定剂量及光照时间，并注意保护正常皮肤及器官。

五 疗效判断

一般治疗1个月后病情会基本得到控制。若出现下列情形可判断为治疗有效：

（1）白斑的边缘由模糊不清变为清晰，周边出现色素加深现象。

（2）白斑边缘或中央出现以毛囊为中心的黑点，并逐渐变大、增多。

（3）白斑边缘逐渐呈波浪状或锯齿状不规则地向内收缩。

（4）白斑边缘向内出现均匀的色素沉着并向中心延伸。

（5）白斑转红或渐变淡、变模糊，逐渐内缩。

第五节 门诊管理

门诊医护人员应建立白癜风患者的门诊档案，依据患者的年龄、文化有针对性地进行膳食、运动等指导，以及必要的心理干预，使患者保持良好的治疗依从性。同时要定期随访，以了解患者治疗的效果及可能出现的其他问题。

一 建立门诊档案

建立白癜风患者的门诊档案，包括患者姓名、性别、年龄、文化、籍贯、电话、微信号、邮箱地址、病程、起病时间、发病诱因、治疗用药、光疗次数、光疗剂量、光疗注意事项、治疗疗程、不良反应、健康教育内容、膳食及运动习惯、心理状况等信息，将患者纳入全程慢病管理，使患者获得较好的治疗，有助于其早日康复。

二 健康教育

门诊医护人员应根据患者的教育程度及年龄进行针对性健康指导。5～20岁患者重点教育其保持积极、乐观、健康的心态，密切观察疾病进展与疗效。21～60岁患者还需加强教育，避免精神刺激及过度劳累，应向患者讲解防治知识及保健知识，增加患者的治疗信心，使患者以良好的心态配合治疗。

三 心理干预

白癜风患者要保持乐观、心情舒畅、情绪稳定，积极配合治疗，这是治愈的关键。门诊医护人员应主动与患者进行交流，了解患者的心理状态，并采取针对性措施进行开导，减少患者的心理压力，并指导患者家属参与到管理工作中，关爱患者，在患者的精神及心理上给予支持，并通过注意力转移方法，将患者的注意力转移到患者感兴趣的事物上，改善患者的不良心理状态。

第六章 》 色素增加性皮肤病

色素增加性皮肤病是各种原因导致色素增多或痣细胞增多而引起皮肤改变的疾病。如黄褐斑、雀斑、黑变病等。

第一节　雀　斑

一　概述

雀斑（freckles）是一种常见于面部的棕色至褐色的点状色素斑。雀斑一般是发生在面部、脖颈等易受到阳光直射的部位的黄褐色或褐色的色素沉着斑点，约针头至小米粒大，最常见于鼻面部。雀斑之间互不融合，皮损多为直径1～2mm 的斑疹，边缘清楚但不规则，患者无自觉症状。多发病于儿童时期，也有少数患者青春期时发病，女性多于男性，多伴有家族史。中医亦名为"雀斑"。

二　病因及发病机制

雀斑为常染色体显性遗传病，致病基因定位于 4q32～q34，可能与 MC1R、OCA2、ASIP、TYR 和 6p25.3 等基因有关。过度日晒和紫外线照射也可诱发或加剧病情。

三 中医病因病机

中医有关雀斑的病因病机早在《诸病源候论》中就有论述："五脏六腑十二经血，皆上于面，夫血之行俱荣表里，或痰饮渍脏，或腠理受风，致气血不和，或涩或浊，不能荣于肌肤，故发生黑斑。"《外科证治全书》载："生面部，碎点无数，其色淡黄或淡黑，乃肾水不荣于上，浮火滞结而成。"《外科大成》载："雀斑由水亏不能制火，火滞结而成斑也。"以上论述表明，中医认为雀斑（面部雀斑）主要是由于肾精亏损，火郁于经络之血分，水亏不能治火，风邪外搏而为斑。正所谓肾水不足，不能上荣于面，虚火滞血而为斑或素禀血热内滞之体，触犯风邪，血热及风邪相搏阻于孙络，不能荣润肌肤，则生雀斑。

四 临床表现

雀斑一般于患者3~5岁时出现，多发于女性，随年龄增长数目增多，青春期最明显。好发于光暴露部位，尤其是面正中部，还可累及颈部、上胸部、手背部，日晒后加重。皮损为散在的针头至米粒大小的淡褐色至深褐色的斑疹，形状大小不一，散在而不融合，无自觉症状。春夏季加重，秋冬季减轻。

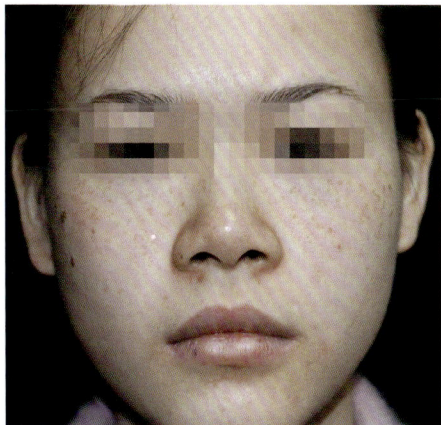

图 6-1　雀斑

五 组织病理

表皮基底层尤其是表皮突部位色素颗粒增多，但黑素细胞数目并不增加。

六 皮肤影像学

共聚焦激光扫描显微镜可见雀斑病灶基底层色素颗粒增多，真皮未见异常改变。

七 诊断及鉴别诊断

雀斑根据病史和临床表现，可明确诊断。但需和以下疾病相鉴别：

（1）黑子：也称雀斑样痣，任何年龄、任何部位均可发生，皮损表现为颜色一致的、散发或者单发的、褐色或者黑褐色的斑点，日晒后不加重，无不适。组织病理表现为基底层黑素细胞数目增多，表皮内黑素增多，真皮乳头及表皮突延长，真皮上部可见噬黑素细胞。

（2）色素痣：多发生于儿童期或青春期，皮损呈斑疹、丘疹、乳头瘤状、疣状、结节等表现，黄褐色或黑色。

（3）着色性干皮病：6个月至3岁发病，早期面、唇、结膜、颈部及小腿等暴露部位出现雀斑、色素沉着斑、皮肤干燥。暴露部位皮肤、非暴露部位皮肤及口腔黏膜出现毛细血管扩张及小血管瘤、小的白色萎缩性斑。3~4年后即出现皮肤恶性肿瘤，以基底细胞癌最常见，其次为鳞状细胞癌和黑素瘤。还可出现眼损害、发育及智力异常等。

八 治疗

1. 西医治疗

一般治疗：防止日晒，选用合适的防晒剂，可外用对氨基苯甲酸霜、二氧化钛软膏等遮光剂。

药物治疗：可外用3%过氧化氢溶液、3%~5%氢醌乳剂等，有一定的疗效。

Q开关激光治疗：采用Q开关694nm波长的红宝石激光、波长755nm的翠绿宝石激光治疗，疗效较好，安全性高，是较理想和首选的治疗方法。

光子嫩肤治疗：光子嫩肤多次治疗，可达到较满意的疗效。其不仅能治疗雀斑，且能使皮肤光洁白净。

2. 中医药治疗

（1）中医辨证论治。

①阴虚火旺型：脸部雀斑，头晕腰酸，耳鸣潮热，五心烦躁，梦遗失精，失眠多梦，舌红无苔或少苔，脉细数。

治法：滋阴降火。

方药：知柏地黄汤加减，熟地黄15克，山茱萸、牡丹皮、泽泻、知母、黄檗、当归各9克，茯苓、僵蚕各12克，每日1剂，水煎服。或服用知柏地黄丸，每次6~9克，每日2次，1个月为1个疗程，一般1~3个疗程即可好转或痊愈。

②血虚生风型：脸部雀斑，皮损处瘙痒，头晕乏力，舌淡白，苔薄白，脉细无力。

治法：养血祛风，祛斑止痒。

方药：丹参、浮萍、鸡血藤各30克，生地黄20克，连翘15克，红花、川芎、荆芥、生甘草各10克，每日1剂，水煎服，1个月为1个疗程。一般1~3个疗程即可好转或痊愈。

③气虚血瘀型：脸部雀斑，神倦乏力，脘闷纳呆，头晕，口唇淡白，舌淡红有瘀点，苔薄白，脉细涩。

治法：补气活血。

方药：当归、生地、北沙参各15克，白芍、红花、香附、党参、白术各10克，川芎、广木香、茯苓各6克，水煎服，每日1剂，1个月为1个疗程。

④血热生风型：脸部雀斑，皮肤下可有出血点，口干口苦，半夜更甚，大便干结，小便黄，舌鲜红或绛红，苔薄黄，脉数有力。

治法：清热凉血祛斑。

方药：升麻、赤芍、生地、防风各 12 克，茜草、麦冬、元参、丹参、红花、黄芩各 9 克，丹皮 15 克，生甘草 6 克，水煎服，每日 1 剂，1 个月为 1 个疗程。一般 1~3 个疗程即可好转或痊愈。

（2）古医籍治疗方。

古医籍中记载的治疗雀斑的验方很多，在《彤园医书》中述到："生于面上，其色淡黄，碎点无数，由火郁于孙络之血分，风邪外搏而成，服犀角升麻丸。犀角（如无以川连二两代之）、升麻、羌活、防风、生地（各一两），白附、白芷、川芎、条芩、红花、甘草（各五钱）晒干研细，煮麦糊为小丸，空心茶水送下二钱，每日三服，并治酒刺、黗黶等症。外搽正容散，亦有水虚火滞生斑者，当服六味地黄丸。"《外科证治全书》载："生面部，碎点无数，其色淡黄或淡黑，乃肾水不荣于上，浮火滞结而成。内宜服六味地黄丸，以滋化源。外用玉容散，早晚擦洗自愈。"《外科正宗》载："雀斑，乃肾水不能荣华于上，火滞结而为斑。治当六味地黄丸以滋化源，搽洗兼施。又曰：面生黑斑，乃水亏不能制火，血弱不能华肉，以致火燥结成斑，黑色枯不泽。宜服肾气丸以滋化源，用玉容丸早晚擦之。"

（3）中医外治法。

①针灸疗法：主穴：迎香、巨髎；配穴：合谷、足三里、曲池、血海、肾俞、命门，两侧交替使用。得气后施以平补平泻手法，留针 30 分钟，中间快速捻针 3 次，每次 1 分钟。起针后，配穴加用艾条温和灸 5 分钟。每日 1 次，30 次为 1 个疗程，1~3 个疗程后观察疗效。

②火针疗法：采用火针治疗面部雀斑。根据雀斑的大小，分别采用粗、中、三头的火针点刺。让患者平卧于床上，面部患处进行常规消毒。医生左手持酒精灯，右手持火针，将火针放置于酒精灯上烧至针尖端发红时，迅速、准确点刺病灶局部。根据患者面部雀斑的多少，面积的大小，分期、分批点刺治疗。一般分 2~3 次治疗，中间隔 15~30 天。

③线香灸疗法：清洁面部后在雀斑部位均匀涂抹利多卡因乳膏，5~10 分钟后点燃线香，左手托住患者头部防止后移，右手持香下 1/3 段，对准斑点处点灸，一触即起，如灯火灸，每个部位点灸 2~3 次。灸完后面部当日避免与

水接触，戴口罩。每隔10天治疗一次，2~3次后观察疗效。

④密陀僧当归乳膏：采用精炼密陀僧研末，当归煎汁，用优质护肤膏作基质，制成密陀僧当归乳膏外用。

⑤自制雀斑液：选用牵牛子4.5克、细辛8克、丹参7克、当归9克，加水260毫升，水煎浓缩药液至78~80毫升。雀斑液配制：70%石炭酸20毫升，上述浓缩中药5毫升，巴豆油3滴，硫黄皂液1毫升，根据用药情况，以此比例配制。治疗方法：面部病损区常规消毒，用棉签在面部病变部位涂药。

⑥其他外用法：a. 黑丑3~6克，鸡蛋清1枚，将黑丑研为细末，以蛋清调匀，每晚睡前温水洗脸后涂面斑处，次晨洗去，每日或隔日1次。黑丑即牵牛子，无黑丑，白丑亦可。b. 柿子30克，浮萍15克，苏木、白术各10克，水煎后熏洗，早晚各1次，每次5~10分钟。c. 丝瓜适量，捣绞取汁，夏天宜加入适量的防腐剂，每日涂点斑处。d. 白丑15克，茯苓10克，共研为细末，以蜂蜜水调擦，每晚1次。e. 桃花、冬瓜仁各等分，共研调涂患处。f. 皂角、浮萍、白梅、樱桃枝各30克，烘干粉碎，过100目筛，每晚洗脸后，取此粉以温水调糊状擦面即可，本方配制时为便于粉碎，可适当按比例加大各药用量，若无白梅，可用乌梅代替，效果基本一样。白梅与乌梅同物，只是加工干燥方法不同而已。g. 密陀僧15克，硫黄10克，轻粉6克一齐研极细末，每次适量以温水或其他膏质调后涂擦，但本方不宜长期使用。

参考文献

［1］ERIKSSON N，MACPHERSON J M，TUNG J Y，et al. Web–based，participant–driven studies yield novel genetic associations for common traits ［J］. PLoS Genet，2010，6（6）：e1000993.

［2］JACOBS L C，WOLLSTEIN A，LAO O，et al. Comprehensive candidate gene study highlights UGT1A and BNC2 as new genes determining continuous skin color variation in Europeans ［J］. Hum Genet，2013，132（2）：147–158.

［3］SULEM P，GUDBJARTSSON D F，STACEY S N，et al. Two newly identified genetic determinants of pigmentation in Europeans ［J］. Nat Genet，2008，

40 (7)：835 – 837.

[4] SULEM P I, GUDBJARTSSON D F, STACEY S N, et al. Genetic determinants of hair, eye and skin pigmentation in Europeans [J]. Nat Genet, 2007, 39 (12)：1443 – 1452.

[5] MOTOKAWA T, KATO T, HASHIMOTO Y, et al. Polymorphism patterns in the promoter region of the MC1R gene are associated with development of freckles and solar lentigines [J]. J Invest Dermatol, 2008, 128 (6)：1588 – 1591.

[6] LU Q, YANG C, WU J, et al. Confocal laser scanning microscopy, a diagnostic alternative for five pigmented lesions on the face：an observational study [J]. Skin Res Technol, 2019, 25 (6)：871 – 876.

[7] 庞建仓. 中医药治疗雀斑综述 [J]. 卫生职业教育, 2010, 28 (13)：134 – 135.

[8] 王豪. 治疗雀斑验方 [J]. 家庭医学, 2006, 17 (9)：59.

[9] 何岩, 杜素琳, 唐僖. 针灸治疗雀斑112例 [J]. 河北中医学院学报, 1996, 11 (4)：32.

[10] 张京. 雀斑诊治体验 [J]. 实用中医内科杂志, 1994, 8 (1)：46.

[11] 温志华, 贾建新. 圆锃针火点治雀斑 [J]. 家庭医学, 1997 (2)：50.

[12] 谢雪榕. 火针治疗面部雀斑70例 [J]. 上海针灸杂志, 1997, 16 (3)：24.

[13] 刘国仁, 何佩红, 周玉芝. 陀僧当归乳膏治疗雀斑50例小结 [J]. 湖南中医杂志, 1996, 12 (1)：31.

[14] 曹汉锋, 徐正新. 自制雀斑液治疗雀斑200例疗效观察 [J]. 中华现代皮肤科学杂志, 2005, 2 (3)：204.

[15] 孙生明, 张仪美, 杜艺超, 等. 线香灸疗法治疗面部雀斑1例 [J]. 中医外治杂志, 2019, 28 (5)：71.

（李晓辉　汤　楠　吴艳华　李其林）

第二节 黄褐斑

一 概述

黄褐斑（melasma）为面部对称性黄褐色色素沉着性疾病，常见于中青年女性，所有种族群均可发病，但在肤色较深的（Fitzpatrick 皮肤分型Ⅲ～Ⅴ）个体中更为普遍，特别是西班牙裔、亚洲人和黑人。研究表明本病不仅是黑素细胞性疾病，也是一种光老化性皮肤疾病。

本病属于中医学中"鼼黑斑""黑皯""面尘""鼼黑皯""蝴蝶斑""面黑皯""面皯疱""面皯黯"的范畴。《外科正宗》中写道："又名面皯、鼼黑皯。由肾亏火旺，血虚不荣，火燥结滞或肝郁气滞所致。发于面部，女性多见。皮损呈黄褐或淡黑色斑块，形状大小不一，枯暗无光泽，境界清楚，不高出皮肤。即黄褐斑，包括皮肤黑变病。"

二 病因及发病机制

黄褐斑的病因、发病机制尚不完全清楚，目前认为与紫外线、化妆品、妊娠、内分泌紊乱、某些慢性疾病、睡眠质量、微量元素及遗传有关。细胞自噬也可能参与其中。

黑素合成增加：紫外线、非紫外线光热源、微量元素或某些化妆品，均可使酪氨酸酶活性升高，黑素合成增加。妊娠、口服避孕药，可能由于雌激素刺激黑素细胞与孕激素联合使黑素产生增加。当产生紧张、劳累、睡眠障碍等应激时，副交感神经兴奋，可刺激垂体分泌大量促黑素细胞激素，增加酪氨酸酶活性，导致黑素合成增加。某些药物，如氯丙嗪、苯妥英钠等也可引起黄褐斑。此外，遗传因素也对黄褐斑的发病有一定的影响。

炎症反应：紫外线、糖皮质激素等可导致皮肤产生 TNF-α、bFGF、内皮素、白三烯等炎症介质，上述炎症介质可通过刺激表皮层的黑素细胞而改变黑素细胞活性导致黑素增加。此外，氧化损伤也参与了黄褐斑的发生。

皮肤屏障受损：皮肤屏障受损后角质层变薄、水分减少、皮脂腺分泌减少，导致角质形成细胞功能障碍，不能将黑素及时送到表皮，从而导致皮肤对外界敏感、防晒性降低，产生色素沉着。

血管因素：某些疾病（如肝脏疾病、内脏肿瘤、妇科疾病等）可使血管脆性增加，内皮细胞因子释放，血管通透性增加，红细胞漏出，含褐色铁血黄素沉着。

光老化：83%~93%的黄褐斑患者有不同程度的日光弹力纤维变性，真皮的成纤维细胞可通过分泌的 Wnt 信号调节因子上调经典和非经典 Wnt 信号通路，刺激黑素生成与黑素小体转移。通过 D-PAS 染色和Ⅳ型胶原染色，分别发现有 95% 和 83% 的黄褐斑患者可观察到基底膜破坏，并成为黄褐斑的典型组织学发现，破坏的基底膜促进黑素细胞和黑素进入真皮，在真皮中表现为游离的黑素或噬黑体。此外，肥大细胞也在光老化和色素沉着发展中起着调节作用。

三 中医病因病机

传统中医认为，黄褐斑的发病多责之于肝、脾、肾三脏。肝气郁而化火则灼伤阴血，瘀血阻络，导致颜面部气血失和；脾失健运，不能化生水谷精微，则气血不能润泽颜面；肾阳不足、肾精亏虚、肾阴阳两虚等病理变化均可导致黄褐斑。黄褐斑病因病机的古文记载较多，早在《黄帝内经》中就有记载，《灵枢·经脉》云："血不留则髦色不泽，故其面黑如漆柴者。"《诸病源候论》云："人面皮上或有如乌麻，或如雀卵上之色是也。此由风邪客于皮肤，痰饮渍于腑脏，故生皯黯。"《养生方》云："饱食而坐，不行步，有所作务，不但无益，乃使人得积聚不消之病，及手足痹，面目黧皯。"《太平圣惠方》云："夫面皯者。由脏腑有痰饮。或皮肤受风邪。致令气血不调。则生黑皯。五脏六腑十二经。血皆上于面。夫血之行。俱荣表里。人或痰饮渍于脏腑，风邪入于腠理，使气血不和，或涩或浊，不能荣于皮肤，故变生黑皯。若皮肤受风邪，外治则瘥。若脏腑有痰饮，内疗则愈也。"《外科正宗》云："又名面皯、鼾黑皯。由肾亏火旺，血虚不荣，火燥结滞或肝郁气滞所致。发于面部，女性多见。皮损呈黄褐或淡黑色斑块，形状大小不一，枯暗无光泽，境界清楚，不高出皮肤，即黄褐斑，包括皮肤黑变病。治宜滋肾养血。用知柏地黄丸或加味逍遥丸。"由此可见，对于黄褐斑的病因病机，主要为：①风邪客于皮肤；②痰饮渍于脏腑；③肾亏火旺，血虚不荣，火燥结滞；④肝郁气滞。

随着对中医的理解加深及临床经验的不断总结，现代中医对黄褐斑的病因病机有了更深刻的认识。王慧敏等认为黄褐斑的病因机制形成归结于"虚""瘀"二字，因此调和脏腑阴阳，充盈气血，补亏耗，通畅气血运行，才能达到治愈效果。卢山等认为肝失条达，气机郁结，郁久化火，灼伤阴血，血行不畅，可导致颜面气血失和；脾气虚弱，运化失健，不能化生精微，则气血不能润泽于颜面；肾阳不足、肾精亏虚等病理变化均可导致颜面发生黄褐斑。总结黄褐斑的病因病机如下：①不遂：如暴怒伤肝，思虑伤脾，惊悲伤肾等，使气机紊乱，气血悖逆，不能上荣于面，或肝郁日久化火灼伤阴血使颜面气血失和，皆可致褐斑发生。②脾土：饮食不节，劳倦过度，使脾失健运，气血不能荣于上；或土虚不能制水，痰饮内停，脉道阻塞，气血不畅，不能荣于面，均可变生褐斑。③亏损：房事过度，久伤阴精，水亏不能制火，虚火上炎，以致火燥结成黑斑。④气滞血瘀：外受风邪，腠理受风，阳气闭郁，以致气血不和，日久淤血内生，血不荣于面而致褐斑；妇女经带胎产变化产生病理产物"瘀"，又有"无瘀不成斑"之说。目前认为，黄褐斑病因病机复杂而非单一，它是肝、脾、肾功能失调，情志失调，阴阳失衡及各种原因引起的气滞血瘀，且与气血不能上荣于面有很大关系，属于多因素性疾病。由此可见，黄褐斑的病因病机不外乎虚与瘀，与肝、脾、肾脏腑关系密切。现代中医对黄褐斑病因病机的认识，可具体叙述如下：

情志失调。肝藏血，有贮藏和调节血液的生理功能。肝自身必须贮存一定量的血液，以养肝体，制肝阳，保持其冲和条达之性；分配人体各部分血量，尤其对外周血量包括面部血液的调节起着重要作用，并有防止出血的作用。肝之藏血功能失常，不仅会引起血虚、出血、机体脏器血液濡养不足及女子月经不调等病变外，还会因血虚或血虚脉络空虚无以上荣头面而滋生黄褐斑，或使黄褐斑加重。肝主疏泄，其志为怒，体现为调畅全身气机；调节情志活动；推动血和津液的输布代谢；促进脾胃的运化功能；协调男子排精、女子排卵和月经来潮。肝气疏泄太过，易致气逆血菀，久之损伤面部血络，出现黄褐斑及面红目赤、头目胀痛、心烦易怒等病理变化。肝气疏泄不及，易引起肝气郁结，血行瘀滞；久郁化热化火，灼伤阴血；或气郁津液输布代谢障碍，化生痰浊，阻滞脉络，导致面部气血失和，失去气血滋养，痰瘀浊气停留，颜面肌肤失养而出现黄褐斑，并常见抑郁，胸胁、两乳或小腹胀痛不适。积，经行不畅，导致痛经、闭经等。《灵枢·经脉第十》云："肝足厥阴之脉……是动则病……面尘脱色。"这是从经络学上阐述肝经与黄褐斑的关系。清代张璐《张氏医通·卷八·七窍门下·面》云："面尘脱色，为肝木失荣，人参养荣汤。"《医宗金鉴·卷六十三·黧黑斑》云："黧黑斑……由忧思抑郁，血弱不华，火燥结滞而生于面上，妇女多有之。"这是从病因病机上阐述肝气郁结与黄褐斑的内在关联。

感受外邪。风邪入侵，头面先伤，邪客腠理，营卫不和，致气血不调，日久生瘀，壅滞颜面络脉，面肤失养，渐生黄褐斑。又云腠理受风，内舍于肺，肺失宣降，水道不通，以致风遏水阻，饮停于内，渍于脏腑，气血失和，不能荣于面部皮肤而生色斑。隋代巢元方《诸病源候论》卷二十七云："面皯黯候：人面皮上或有如乌麻，或如雀卵上之色是也。此由风邪客于皮肤，痰饮渍于腑脏，故生皯黯。"卷三十九云："面黑皯者，或脏腑有痰饮，或皮肤受风邪，皆令血气不调，致生黑皯。五脏六腑，十二经血，皆上于面。夫血之行，俱荣表里。人或痰饮渍脏，或腠理受风，致血气不和，或涩或浊，不能荣于皮肤，故变生黑皯，若皮肤受风，外治则瘥，腑脏有饮，内疗方愈也。"《太平圣惠方》云："痰饮渍于脏腑，风邪入于腠理，使气血不和，或涩或浊，不能荣于皮肤，故变生黑皯。"《圣济总录》对黄褐斑的论述颇为详细，"论曰：黯黯之状，点如乌麻，斑如雀卵，稀则棋布，密则不可容针。皆由风邪客于皮肤，痰饮浸渍，其形外著，或饱食安坐，无所作为，若养生方所谓积聚不消之病，使人面目黧黯是也"。《本草纲目》云："黚黯风邪客于皮肤，痰饮渍于腑脏，即雀卵斑，女人名粉滓斑。"《妇科百问》《医心方》《普济方》《医学入门》《外科大成》等书均认为风邪客于皮肤、痰饮渍于腑脏为黄褐斑的另一个主要病变机制。

脏腑功能失调。黄褐斑与肝、脾、肾三脏功能失调、气血不能上荣于面有关。肝、脾、肾三脏相互影响，互为因果，应分清主次，辨证施治，才能取得理想的疗效。《外科正宗》云："黧黑斑者，水亏不能制火，血弱不能华肉，以致火燥结成斑黑，色枯不泽。"《普济方》云："肝肾阴血亏虚，水不制火，血弱不能外荣于肌肤，火燥结成黧斑。"多数医家认为肝、脾、肾是常见受损的脏器。五色归五脏的藏象理论（脾主黄，肾主黑，肝主青）认为：肝藏血，主疏泄条达，若肝郁不舒，则气血郁结。脾统血，主运化升清，乃后天之本，若脾虚失摄，则血不循常道而下溢亡失；若脾失健运，则水谷精微不能上输，气血生化乏源。肾为先天之本，精、血、津之源，若肾阴不足，则虚火上炎，肝失肾水滋养而肝失条达；若肾阳不足则阴寒内盛，气血不得温煦而滞涩不畅，脾失温煦则水谷不得气化而生化乏源。又云黄褐斑的病机主要有：肾虚，肾水不充，不能制火，血弱不能华肉，虚热内蕴，郁结不散，阻于皮肤所致；脾虚不能化生精微而清阳不升，浊阴不降，导致痰湿内停，影响气血的生成和运化，致使颜面肌肤失养，气血凝滞而生褐斑；情志不遂，精神紧张，导致肝气郁结，藏血损耗，肝郁化热，肝火上冲，血热不能华面。黄褐斑应从肝论治，情志不畅，肝失疏泄，气血失和，肝肾亏虚，不能上荣，则面生色斑。凡饮食不节，过食肥甘厚味而引起脾胃受损，失于健运，气血亏虚，不能上荣于面。有资料统计表明，黄褐斑累及脏腑排名为：肾 > 肝 > 脾 > 胞宫 > 经络 > 肌肤。

气滞血瘀。黄褐斑是一种慢性皮肤疾患，中医学认为"久病成瘀"，其病机无论是肝郁、脾湿还是肾亏，最终均可导致气血运行不畅，血瘀于颜面，而成斑片。而中医又有"无瘀不成斑"之说，瘀乃脏腑虚亏、气机失调所致，故气血瘀滞，脉络不通，气血不能上荣于面乃黄褐斑根本病机。正如《灵枢·经脉》曰："血不流则髦色不泽，故其面黑如漆柴者。"所以，众医家大多重视活血化瘀药的使用，认为通过活血化瘀可促进面部血液循环，改善面部皮肤代谢，使面部色素逐渐消散。且现代医学发现黄褐斑患者存在血流动力学指标的异常，证实了黄褐斑与血液黏度增加而致血液瘀滞、微循环障碍有一定关系，正好与中医学所讲的气血瘀滞、脉络瘀阻相符合。《难经》曰："脉不通则血不流，血不流则色泽去，所以面色黑如黧，此血先死。"《医宗金鉴·外科心法要诀》认为黄褐斑"源于忧思抑郁，血弱不华，血燥结滞而生于面上，妇女多有之"。均指出气机紊乱，气血悖逆，不能上荣于面，则生褐斑。不少医家赞成"无瘀不成斑"的观点，认为本病发病关键为气滞血瘀。不论是气病及血，或是血病及气，都可最终产生气滞血瘀。气滞血瘀与脏腑的损伤往往互为因果，瘀血停滞于脏腑经络，肌肤失养而发生黄褐斑。根据黄褐斑发病特点，皮损多发于颜面部，好发于中年女性，每于妊娠、经闭、肝病时发生，总结认为：血瘀是本病的基本病机。从"虚""郁"的角度对黄褐斑的病机进行认识，指出："郁也，肝失条达，气机郁结则气血逆乱，气滞血癖，加之郁久可以化火，灼伤阴血，血行不畅，导致颜面气血失和，癖积成斑。"

络病理论。络病理论是中医学术体系的独特组成部分，研究疾病发展过程中不同致病因素伤及络脉导致的络脉功能障碍及结构损伤的自身病变，其外延同时包括导致络脉病变的致病因素及络脉病变引起的继发性脏腑组织病理变化。《素问》中记载："五七，阳明脉衰，面始焦，发始堕；六七，三阳脉衰于上，面皆焦，发始白。"《灵枢》曰："十二经脉，三百六十五络，其血气皆上于面而走空窍。"说明气血通过经络上行输注于面部。络脉是营卫气血津液输布贯通的枢纽，营养物质传递的末端环节，痰瘀等有形之邪不易通过，常造成络脉瘀阻，络脉瘀阻又使气血津液运行受阻，积久化痰生瘀。故黄褐斑的络脉病机可分为："外邪袭络，肝络瘀滞，痰瘀阻络，脾（胃）络气虚，肾络失荣，胞络失养。"

四 临床表现

黄褐斑好发于中青年女性，男性也可发病。皮损多对称分布于双面颊，也可出现在前额、眼周、鼻背及下颌等部位。表现为黄褐色或深咖啡色斑片，颜色深浅不一，边缘清楚。皮损范围及大小可随日晒、精神状态、内分泌等改变，常在春夏季加重，秋冬季减轻，无明显自觉症状。病程不定，可持续数月或数年。

临床可有多种分型，根据皮损分布分为：面中型、颊型、下颌型；根据皮损表现分为：色素型、血管型、色素优势型、血管优势型；也有根据 Wood 灯看到的颜色改变及黑素小体的分布分为：表皮型、真皮型、混合型和无改变型。

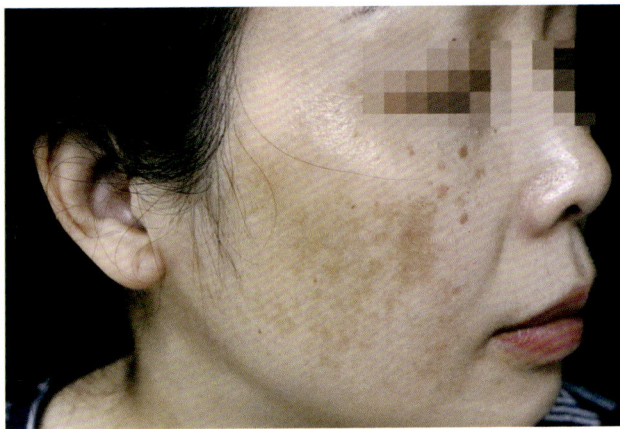

图 6-2 黄褐斑

五 组织病理

所有表皮层的黑素含量显著增加，表皮基底层、棘层黑素形成活跃，但无黑素细胞增殖；基底膜被破坏和变薄，黑素细胞突入真皮，真皮上部可见游离黑素颗粒、噬黑素细胞，无炎症细胞浸润，基底膜破裂是黄褐斑的特征。日光弹力纤维变性明显，真皮肥大细胞数量明显增多；黄褐斑皮损部位的血管数目、血管大小和血管密度均大于周围皮肤，见图 6-3。

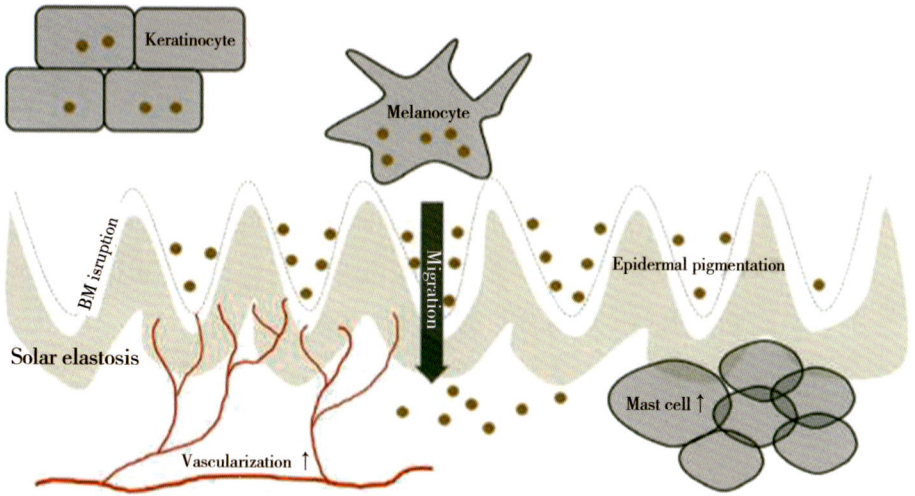

图 6 - 3　黄褐斑组织学变化示意图

六　皮肤影像学

反射式共聚焦显微镜（reflexion confocal microscope，RCM）检查：表皮和真皮交界处可见圆形或椭圆形黑素颗粒，部分真皮浅层可见散在、折光性强的噬黑素细胞。

皮肤镜检查可见淡黄褐色均匀一致的斑片、深褐色斑片/点、毛细血管网、毳毛增粗变黑。

七　诊断及鉴别诊断

本病根据病史、临床表现可确诊，但需与以下疾病相鉴别：

（1）雀斑：常在儿童时期发病，青少年女性多见，皮损表现为褐色小斑点，散在不融合，常有家族史。

（2）瑞尔黑变病：好发于额部、颈部，皮损表现为灰紫色、紫褐色的网状斑点，附粉状小鳞屑，可融合成片；病理检查可见基底层细胞液化、色素失禁，真皮有较多噬黑素细胞。

（3）颧部褐青色痣：好发于颧部，皮损表现为褐青色斑点，皮损为圆形或不规则形，中央有正常皮肤。以 30~40 岁女性多见，好发于面颊，黏膜不受累，组织病理可见真皮浅层梭形含黑素细胞。

（4）Civatte 皮肤异色病：好发于面颊部和颈部，皮损表现为褐红色或青铜色斑，中央有轻度萎缩淡白点而呈网状，伴有毛细血管扩张，对称分布。

八 治疗

1. 西医治疗

目前黄褐斑没有特效治疗方法，因此治疗上要强调防治为主，综合管理，兼顾调色素、控炎症、修护皮肤屏障及改善光老化等各个方面。

（1）一般治疗：去除诱因，如日晒、口服避孕药、长期外用糖皮质激素、使用不正规化妆品等，应适当补充富含维生素 C、维生素 E 的食物。

（2）全身治疗：①抗炎：可静脉应用复方甘草酸苷 80mg/天静滴，疗程 1~2 个月。②维生素 C：口服或静脉注射，每日 1~3 克，连用 2~3 个月。维生素 C 可将多巴醌还原为多巴及阻止多巴氧化为多巴醌以抑制黑素的合成。与维生素 E 合用效果更好。③谷胱甘肽与维生素 C 并用：谷胱甘肽 0.3~0.6 克加维生素 C 1~3 克混合静脉注射，每周 2 次，10~20 次为一疗程。谷胱甘肽为抗氧化酶的辅酶或参与酶，可减少不饱和脂肪酸的抗氧化作用，清除自由基；谷胱甘肽分子中的活性巯基能抑制酪氨酸酶的活性，从而抑制黑素的合成。④氨甲环酸（又称止血环酸）：口服 0.25~0.5 克，一天 3 次，连用 2~3 个月。氨甲环酸与酪氨酸化学结构部分相似，都含一个羧基，可能竞争干扰了酪氨酸酶催化酪氨酸的作用，从而抑制黑素的合成。⑤其他：口服有抗氧化作用的茶多酚，每次 0.2 克，一天 3 次；口服儿茶素胶囊 0.1 克，一天 3 次；红葡萄皮提取物白藜芦醇及葡萄籽提取物原花色素也有一定的疗效。

（3）局部治疗：①酪氨酸酶抑制剂：a. 三联疗法：是首选的一线治疗方案：5% 氢醌加入 0.1% 维 A 酸加 0.1% 地塞米松混合配制的三联霜剂，每晚外搽 1 次，连用 3~6 个月。b. 氢醌：3%~5% 氢醌霜（避光保存），每晚外搽 1 次，连用 3~6 个月。c. 维 A 酸：0.025%~0.05% 维 A 酸霜，每晚外搽 1

次，连用 3~6 个月。d. 曲酸：1% 曲酸霜，每晚外搽 1 次，连用 6 个月。e. 壬二酸：15%~20% 壬二酸霜，每晚外搽 1 次，连用 6 个月。f. 其他：3% 熊果苷，0.1%~0.4% 甘草提取物，含左旋维生素 C、硫辛酸等还原剂的化妆品，均有一定的效果，可酌情使用。②加速表皮更新：10% 果酸可降低表皮黏合力，20% 果酸可导致表皮松解、剥脱，使黑素颗粒从表皮脱落。

（4）物理治疗：可选择的激光有脉冲染料激光（510nm）、Q 开光 Nd：YAG 激光（532nm）、Q 开光翠绿宝石激光（755nm）、Q 开光红宝石激光（694nm）、强脉冲激光、皮秒激光等，可破坏真皮上部的黑素颗粒，对部分黄褐斑有效，但有时会产生炎症后色素沉着，部分患者仍会复发。

（5）其他：应用含无毒株表皮葡萄球菌、痤疮丙酸杆菌及其代谢产物如谷胱氨酸、赖氨酸等配制的霜剂，可调整及促进皮肤表面正常菌群的生态平衡，对预防和治疗黄褐斑有一定的疗效。

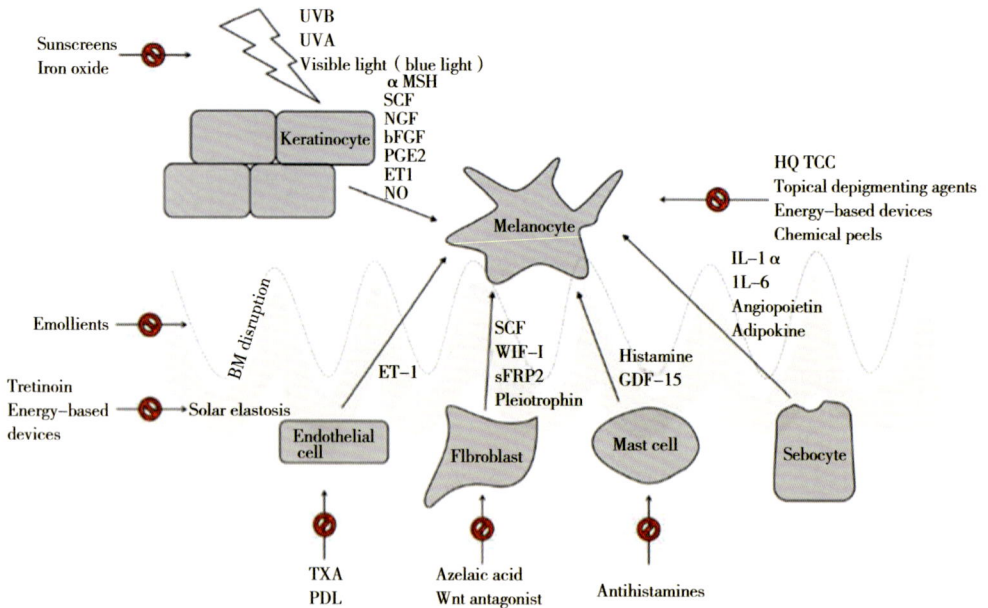

图 6-4　黄褐斑发病机制及治疗方案

注：PDL：脉冲染料激光，TXA：全身性氨甲环酸，TCC：黄褐斑的三联霜（含有 4% 的氢醌、0.05% 的维 A 酸和 0.01% 的氟轻松），BM：基底膜。

此外，Nrf2 激活剂如姜黄素、莱菔硫烷、槲皮素、茴香等可通过拮抗细胞内活性氧物质和抑制酪氨酸酶活性来减少色素颗粒的产生，还可阻止炎症反应及帮助组织修复来达到治疗黄褐斑的目的。

因此，黄褐斑患者应注意防晒，光防护是防止黄褐斑复发或恶化的关键，除了常规的 UVA 和 UVB 防护外，还应尽量避免可见光，因为短波长的可见光（蓝光）可通过视蛋白3促进黑素细胞的色素沉着，含有氧化铁的防晒霜可通过阻挡 UVA、UVB 和可见光而显著降低夏季黄褐斑的复发率；并且可见光能深入皮肤，到达真皮层和皮肤附属器，与紫外线辐射一起可能影响真皮层的组成部位并长期参与黄褐斑病变的发展。所以，黄褐斑的治疗不仅要针对色素沉着，还要针对所有相关触发因素进行治疗。

表6-1 治疗黄褐斑的靶点和新出现的治疗方法

治疗靶点	治疗方法	有效性
UVA/UVB	包括 UVA 和 UVB 的防晒剂	是（检查 SPF、PPD 系数）
可见光（400~465nm）	物理防晒剂（如含氧化铁） 视蛋白3拮抗剂 外用的钙通道抑制剂 酪氨酸酶抑制剂	是 否 体外有效 否
黑素细胞	脱色剂	是（4%的氢醌）
基底细胞膜	润肤剂	是
皮脂腺	PPARr 调节剂	一些复合物显示体外有效
成纤维细胞	壬二酸 DKK1 拮抗剂或者 Wnt 通路拮抗剂	是 是（体外有效但无临床试验）
内皮细胞	脉冲染料激光或强脉冲光 口服氨甲环酸（超说明书使用） EDNRB 抑制剂	可用但是只限于Ⅲ以下皮肤是，但需照说明书使用，且只有系统使用有效 一些复合物已经显示在体外有效

2. 中医药治疗

（1）中医辨证论治。

①肝郁气滞证：面部青褐色斑片，或浅或深，边界清楚，对称分布于两颧周围，性格急躁或抑郁，喜嗳气；女子或有月经不调，乳房胀痛；失眠多梦，舌质红，脉弦。

治法：疏肝解郁，调理气血。

方药：逍遥散加减，常用药物有柴胡、当归、茯苓、白芍、白术、香附、郁金、丹皮、川芎等。

②气滞血瘀证：颜面出现黄褐色斑片，色泽较深；急躁易怒，胸胁胀痛；舌质暗，苔薄白，脉沉细。

治法：疏肝理气，化瘀通络。

方药：桃红四物汤加减，常用药物有当归、红花、柴胡、桃仁、川芎、赤芍、香附、白芍、丹参、生地等。

③脾虚湿阻证：面部淡褐色斑片如尘土，或灰褐色，边界不清，分布于鼻翼、前额及口周，面色萎黄，神疲乏力，少气懒言，大便溏薄，脘腹胀满，舌淡，苔薄微腻，脉濡细缓。

治法：健脾理气，祛湿通络。

方药：参苓白术散加减，常用药物有白术、茯苓、当归、党参、薏苡仁、黄芪、川芎、白芍、陈皮等。

④肝肾阴虚证：面部黑褐色斑片，大小不等，形状不规则，分布于两颧、耳前和颞部，伴有腰膝酸软、头晕目眩、耳鸣眼涩、月经不调，五心烦热，舌淡红少苔，脉沉细。

治法：补益肝肾。

方药：六味地黄丸加减，常用药物有女贞子、熟地、当归、山药、旱莲草、丹皮、山茱萸、菟丝子、生地、枸杞等。

（2）古医籍治疗黄褐斑。

古医籍中有许多治疗黄褐斑的方剂，北宋王怀隐、王祐等编写的《太平圣惠方》记载了：玉屑膏方，做法：玉屑（一两半细研如粉）、珊瑚（一两半细研如粉)、木兰皮（一两半）、辛夷（一两半去壳）、白附子（一两生用）、芎劳（一两）、白芷（一两）、冬瓜子仁（四两）、桃仁（半斤）、商陆（半斤）、牛脂（二两）、猪脂（四两）、白狗脂（一斤）。除玉屑、珊瑚及诸般脂外，并细锉。先于银锅中，以文火大消诸般脂，令溶后，下诸药。同煎三上三下，令白芷色黄为度，滤去滓，下玉屑、珊瑚末，搅令匀，于瓷器中盛。每夜涂面神效。又白附子膏方，做法：白附子（一两生用）、木香（一两）、商陆（一两锉）、细辛（三两）、酥（三两）、羊脂（三两）、密陀僧（一两细研如粉）、金牙石（三两研如粉）细锉，以酒三升，渍一宿。煮取一升，去滓，然后纳酥、羊脂煎成膏，入金牙石密陀僧，搅令匀，盛不津器中。夜卧时涂面，日以温水洗，不得见风。又麝香膏方，做法：麝香（半两细研）、白附子（一两生用）、当归（四两）、芎劳（四两）、细辛（四两）、杜衡（四两）、白芷（四两）细锉。以腊月猪脂一斤半同煎，三上三下，候白芷色黄为度，去滓，下麝香，搅令匀，盛瓷盒中，勿令尘入。以敷疱上，日三度。又枸杞子散敷面方，做法：枸杞子（一两）、白茯苓（一两）、杏仁（一两汤浸去皮）、细辛（一两）、防风（一两去芦头）、白芷（一两）捣细罗为散。先以腻粉敷面三日，即以白蜜一合和散药，夜卧时先用水浆洗面敷之，不得见风日，能常用大佳。又治面生黑䵟疱方，做法：白蔹（三分）、礜石（一两）、白石脂（一两）、杏仁（半两汤浸去皮尖研如膏）捣细罗为末，研入杏仁令匀，以鸡子白调。夜卧时涂面，且以井华水洗之。又治手皲方，做法：猪蹄（二具）、白粱米一升（以水一斗与猪蹄同煮极烂，取汁三升后入药用）、白芷（一两）、商陆（三两）、白茯苓（三两）、葳蕤（一两）、藁本（二两）、桃仁（三合汤浸去皮）捣筛。以前药汁更研，入桃仁煮取一升，滤去滓，瓷盒中盛之。纳甘松香、零陵香末各一两，入膏中搅匀，夜卧时，用涂手面极良，可治面皯疱。及产妇黑疱如雀卵色可用羊胆膏方，做法：羊胆（三枚取汁）、猪脂（三合）、细辛（三分捣罗为末）相和，煎成膏。每夜涂面，且以浆水洗之。又方，七月七日取露蜂子于漆碗中，以少酒渍取汁。重滤过，以胡粉相和，涂之。又方，桃花、冬瓜仁（各一两）捣罗为末，以蜜调敷之。又方，上以白茯苓末，以蜜和敷之。

清代祁宏源《外科心法要诀》中写道：黧黯如尘久炱暗，原于忧思抑郁成，大如莲子小赤豆，玉容久洗自然平。此证一名黧黑斑。初起色如尘垢，日久黑似煤形，枯暗不泽，大小不一，小者如粟粒赤豆，大者似莲子、芡实，或长、或斜、或圆，与皮肤相平。由忧思抑郁，血弱不华，火燥结滞而生于面上，妇女多有之。宜以玉容散早晚洗之，常用美玉磨之，久久渐退而愈。戒忧思、劳伤，忌动火之物。玉容散：白牵牛、团粉、白蔹、白细辛、甘松、白鸽粪、白及、白莲蕊、白芷、白术、白僵蚕、白茯苓各一两，荆芥、独活、羌活各五钱，白附子、鹰条白、白扁豆各一两，防风（五钱），白丁香（一两）共研末。每用少许，放手心内，以水调浓搽搓面上，良久再以水洗面，早晚各一次。

（3）中医药其他治疗方法。

①中成药：中成药的选用应遵循《中成药临床应用基本原则》，辨病与辨证相结合选用。部分中成药适应证中无黄褐斑，临床中按辨证施治原则选用。

排毒养颜胶囊功效：益气活血，通便排毒。适应证：适用于气滞血瘀证黄褐斑。用法用量：3～6 粒/次，2 次/天，0.4 克/粒。不良反应：尚不明确。孕妇忌服。

加味逍遥丸功效：疏肝清热，健脾养血。适应证：适用于肝郁气滞证黄褐斑。用法用量：1 袋/次，2 次/天，6 克/袋。不良反应：尚不明确。孕妇慎服。

红花逍遥片（胶囊）功效：行气疏肝，活血化瘀。适应证：适用于肝郁气滞证黄褐斑，特别是伴月经不调者。用法用量：片剂：3 片/次，3 次/天，1 个月为 1 个疗程；胶囊剂：首日 4 粒/次，3 次/天，以后 2 粒/次，3 次/天，连用 2 个月。不良反应：尚不明确。孕妇忌服。

逍遥丸功效：疏肝健脾，养血调经。适应证：适用于肝郁气滞证黄褐斑。用法用量：8 丸（每 8 丸相当于原药材30 g）/次，2 次/天，6 克/袋。不良反应：尚不明确。

六味地黄丸功效：滋阴补肾。适应证：适用于肝肾阴虚证黄褐斑。用法用量：8 丸（每 8 丸相当于原药材3g）/次，2 次/天。不良反应：尚不明确。

复方木尼孜其颗粒功效：调节体液及气质，为四种异常体液成熟剂。用法用量：6 克/次，3 次/天，12 克/袋。不良反应：尚不明确。

四物颗粒功效：调经养血。适应证：适用于肝郁气滞证黄褐斑。用法用量：5 克/次，3 次/天，5 克/袋。不良反应：尚不明确。

舒肝颗粒功效：疏肝理气，散郁调经。适应证：适用于肝郁气滞证黄褐斑。用法用量：1 袋/次，2 次/天，3 克/袋。不良反应：尚不明确。孕妇禁用。

参苓白术散功效：健脾益气。适应证：适用于脾虚湿阻证黄褐斑。用法用量：3 克/次，3 次/天，3 克/袋。不良反应：尚不明确。

血府逐瘀口服液功效：活血化瘀，行气止痛。适应证：适用于气滞血瘀证黄褐斑。用法用量：10 毫升/次，3 次/天，10 毫升/支。不良反应：尚不明确。孕妇禁用。

②中医外治疗法。

药物外治法：

复方熊果苷乳膏功效：祛斑美白，抑制黑素合成。适应证：适用于各证型黄褐斑。用法用量：温水洗脸后，适量均匀涂于皮损，每晚 1 次，4 周为 1 个疗程，共 3 个疗程。不良反应：局部可能有轻度刺痛或瘙痒。

丝白祛斑软膏功效：活血化瘀、祛风消斑。适应证：适用于气血瘀滞、肌肤失养所致的黄褐斑。涂于面部及患处，2 次/天，配合按摩 3~5 分钟。不良反应：尚不明确。孕妇禁用。

中药面膜：有文献报道采用中药增白散、祛斑方及归白散，制成中药面膜外用有一定疗效。

其他疗法：

针刺疗法：主穴：血海、三阴交、足三里、曲池、肺俞。肝郁气滞加太冲、行间；脾虚湿盛加脾俞、丰隆；肝肾亏虚加蠡沟、肾俞、太溪。

埋线疗法：有文献报道采用穴位埋线治疗黄褐斑。分别取肺俞、肝俞、脾俞、肾俞、血海、三阴交、气海、章门等穴位。穴位埋线有疏肝理气、健脾益气等作用，研究发现，穴位埋线联合针刺、放血、穴位注射等治疗，可明显提高黄褐斑的治疗有效率。

走罐疗法：走罐疗法是以陶罐、玻璃罐、竹罐等为工具，借热力排去罐中空气，使罐内形成负压，吸附于皮肤上，然后用手推动罐上下或左右移动，以防治疾病的方法。有除湿化浊、消斑除黯、调理肝肾、调节内分泌的功能。其机理为：走罐时使局部毛细血管充血甚至破裂，随即产生一种类组胺的物质，随体液周流全身，刺激各个器官，增强其功能活动。局部血管扩张，血液及淋巴液循环加速，血管壁通透性提高，白细胞吞噬活动加强，使机体对外界变化的耐受力和敏感性增强。另外，走罐的机械刺激通过皮肤感受器和血管感受器的反射途径传到中枢神经系统，调节兴奋与抑制，使之趋于平衡，使患者皮肤相应的组织代谢旺盛，吞噬作用增强，促进汗腺和皮脂腺的分泌，排出有害物质，加速皮肤衰老上皮细胞的脱落。因此，走罐疗法在皮肤科应用广泛。在治疗黄褐斑时，多以背部走罐为主，采用背部督脉、足太阳膀胱经走罐方法。走罐联合局部围刺、刺络放血、梅花针叩刺等方法，可明显提高治疗黄褐斑的有效率。

刮痧疗法：面部刮痧可使局部汗孔开泄，促进邪气外排、改善微循环、清洁经脉，又可疏通经络、宣通气血、活血祛瘀、调理脏腑。具体操作为在治疗床上患者取去枕平卧位，操作者坐于患者头端，充分暴露患者面部，用手指把橄榄精油均匀涂抹在患者脸上，然后用专用面部刮痧板由额头至下巴、鼻中至两侧顺肌肉纹理走向进行刮痧，直至患者面部肌肤轻微充血潮红、自觉面部微热即可，每次约30分钟。面部刮痧不仅能改善面部血管的微循环，增加血液、淋巴液及体液的流量，使皮肤中的细胞得到充分的营养和氧气，加速细胞的新陈代谢，而且能促进衰老细胞的脱落，维护纤维弹性，激发人体"潜能"，使大脑得到信息反馈而重新分配全身能量，起到了排毒养颜、舒缓皱纹、行气消斑、保健养颜的功效。面部刮痧联合中药面膜更能提高黄褐斑的治疗有效率。

穴位注射：穴位注射集针灸学与现代医学为一体，不仅继承了传统中医学理论，具有经穴的整体调节作用，从整体上辨证选穴、扶正祛邪、调整脏腑、疏通经络，使患者阴平阳秘、脏腑调达、经络通畅、气血充沛而上荣于面，达到祛斑美容的目的；又结合了现代医学的局部观，以现代药理学为基础，使注入的药物直达病所，并在局部充分发挥药理作用。已有研究发现穴位注射能有效降低黄褐斑患者的性激素水平，从而有效治疗黄褐斑。穴位注射治疗黄褐斑在穴位选择上主要遵循辨证选穴，选用有针对性的腧穴，在得气的前提下注射给药，通过对穴位、经络的刺激，经络之气血得以激发和疏通条达，使经穴发挥出独特功效，明显提高注射药物的作用。全身取穴时选用背腧穴（如肝俞穴、脾俞穴、肾俞穴）、三阴交、足三里、曲池等，局部取穴多选面部色斑明显处，面中部皮损可选颧髎、地仓、颊车、迎香，面上部皮损可选阳白、印堂、鱼腰，面下部皮损可选承浆，双颊处皮损可选下关、颧髎、四白，太阳穴处皮损则选太阳穴，眉间可选印堂，口唇周围可根据皮损部位选禾髎、地仓、承浆。穴位注射的药物根据辨证论治选择复方当归注射液、丹参注射液、胎盘组织液、维生素 B12 注射液、黄芪注射液、甲钴胺注射液、胸腺五肽、刺五加注射液、生脉注射液等。

耳穴疗法：耳穴疗法通过内调脏腑、宣通气血、协调阴阳、疏肝解郁、健脾补肾，达到内外并治、标本兼顾的整体效应。十二经脉气血都直接或间接上达于耳部，刺激耳穴对于调节整体各系统功能，以及调节女性内分泌系统下丘脑—垂体—卵巢轴的动态平衡有重要治疗意义。耳穴贴压治疗黄褐斑，取穴选肺、心、五脏、内分泌、肾上腺、生殖器，肝郁气滞型配穴肝、胆、三焦；脾虚痰阻型配穴脾、胃、大肠；肝肾不足型配穴肝、肾、内生殖器。贴压可选择王不留行籽/磁珠等，具体操作为 75% 酒精常规消毒局部皮肤，以王不留行籽/磁珠粘贴于胶布上，对准穴位贴牢。每日按压 3~4 次，每次 2~3 分钟，以耳部微热、微痛为度。每周更换 1 次，双耳交替治疗。

熏蒸疗法：中药熏蒸治疗黄褐斑主要以调补气血为源，疏肝、健脾、补肾的药物为本，以滋阴补血、调肝理脾。中药熏蒸的组方以古方七白散为主，在此基础上依据证型的不同配伍不同的中药，其中肝肾亏虚方药中熟地滋阴补血，辅助当归养肝补血、和血调经；气滞血瘀方药中川芎、丹参活血化瘀、养血调经、活血行滞。七白散中白芍、白芷、白薇、白及、白附子、白鲜皮等七味中药起养血柔肝之功效，加减配伍柴胡、茯苓、丹参、郁金等中药，有疏肝理气、利水渗湿、宁心安神之功效，诸药结合，调理患者机体的气血，最终达到祛除黄褐斑的效果。熏蒸疗法常联合针灸、中药面膜等进行治疗。

参考文献

［1］PASSERON T，PICARDO M. Melasma，a photoaging disorder［J］. Pigment cell & melanoma research，2018，31（4）：461 – 465.

［2］KWON S H，NA J I，CHOI J Y，et al. Melasma：updates and perspectives［J］. Exp Dermatol，2019，28（6）：704 – 708.

［3］CHEN L，XU Z，JIANG M，et al. Light – emitting diode 585nm photomodulation inhibiting melanin synthesis and inducing autophagy in human melanocytes［J］. J Dermatol Sci，2018，89（1）：11 – 18.

［4］REGAZZETTI C，SORMANI L，DEBAYLE D，et al. Melanocytes sense blue light and regulate pigmentation through opsin – 3［J］. J Invest Dermatol，2018，138（1）：171 – 178.

［5］SARKAR R，JAGADEESAN S，MADEGOWDA S B，et al. Clinical and epidemiologic features of melasma：a multicentric cross – sectional study from india［J］. Int J Dermatol，2019，58（11）：1305 – 1310.

［6］TORRES – ÁLVAREZ B，MESA – GARZA I G，CASTANEDO – CáZARES J P，et al. Histochemical and immunohistochemical study in melasma：evidence of damage in the basal membrane［J］. Am J Dermatopathol，2011，33（3）：291 – 295.

［7］KIM J Y，LEE T R，LEE A Y. Reduced WIF – 1 expression stimulates skin hyperpigmentation in patients with melasma［J］. J Invest Dermatol，2013，133（1）：191 – 200.

［8］LEE D J，PARK K C，ORTONNE J P，et al. Pendulous melanocytes：a characteristic feature of melasma and how it may occur［J］. Br J Dermatol，2012，166（3）：684 – 686.

［9］张学军，涂平. 皮肤性病学［M］. 北京：人民卫生出版社，2015：351 – 353.

［10］张学军，郑捷. 皮肤性病学［M］. 北京：人民卫生出版社，2018：179.

[11] GRIMES P E. Melasma, etiologic and therapeutic considerations [J]. Arch Dermatol, 1995, 131 (12): 1453 – 1457.

[12] DEL ROSARIO E, FLOREZ – POLLACK S, ZAPATA L J R, et al. Randomized, placebo – controlled, double – blind study of oral tranexamic acid in the treatment of moderate – to – severe melasma [J]. J Am Acad Dermatol, 2018, 78 (2): 363 – 369.

[13] 尹忠浩, 李润祥, 彭丽倩, 等. Nrf2 激活剂在黄褐斑治疗中的作用机制研究进展 [J]. 皮肤性病诊疗学杂志, 2018, 25 (3): 185 – 187.

[14] BOUKARI F, JOURDAN E, FONTAS E, et al. Prevention of melasma relapses with sunscreen combining protection against UV and short wavelengths of visible light: a prospective randomized comparative trial [J]. J Am Acad Dermatol, 2015, 72 (1): 189 – 190.

[15] 王慧敏, 古丽丽. 中医视角的黄褐斑病因的探讨 [J]. 首都食品与医药, 2012 (6): 43.

[16] 卢山. 黄褐斑的中医辨证论治 [J]. 现代医药卫生, 2012, 28 (14): 2213 – 2214.

[17] 叶世龙. 论黄褐斑的病因病机 [J]. 中华中医药杂志, 2007, 22 (9): 636 – 638.

[18] 张明, 李丽琼, 吴志明, 等. 中医古籍文献中黄褐斑的病因病机研究 [J]. 现代中医药, 2011, 31 (4): 53 – 55.

[19] 毕亚男, 潘祥龙. 黄褐斑病因病机及其中医治疗述评 [J]. 上海中医药杂志, 2010, 44 (3): 82 – 84.

[20] 周颖华. 黄褐斑病因及发病机理 [J]. 中外医学研究, 2011, 9 (34): 163 – 164.

[21] 李丽琼, 张明. 黄褐斑中医研究进展 [J]. 云南中医中药杂志, 2011, 32 (1): 67 – 68.

[22] 中国中西医结合学会皮肤性病专业委员会色素病学组, 中华医学会皮肤性病学分会白癜风研究中心, 中国医师协会皮肤科医师分会色素病工作

组.中国黄褐斑诊疗专家共识（2021 版）［J］.中华皮肤科杂志，2021，54（2）：110－115.

［23］中华中医药学会皮肤科分会，中国医师协会皮肤科医师分会中西医结合专业委员会.黄褐斑中医治疗专家共识［J］.中国中西医结合皮肤性病学杂志，2019，19（4）：372－374.

（李晓辉　汤　楠　吴艳华　李其林）

第三节　颧部褐青色痣

一　概述

颧部褐青色痣（nevus fuscoceruleus zygomaticus，NFZ）又称 Hori 氏痣（Hori's nevus）、获得性双侧太田痣样斑（acquired bilateral nevus of Ota－like macules），为颧部对称分布的黑灰色斑点状色素沉着，1984 年由 Hori 首次报道，故又称为 Hori 氏痣。1987 年台湾学者孙启璟调查了 2 677 例颧部褐青色痣患者，其中男性发病率0.2%，女性发病率1.21%，男女比例为 1：12.8～1：17.7，女性多于男性，发病年龄多在 25～45 岁，20%以上的患者有家族史。

中医古籍中无完全符合其临床特征的病名，根据其临床表现，与隋代巢元方《诸病源候论》所述"黧黑斑""面黑"近似，可参照"黧黑斑""面黑"中医治疗。

二　病因及发病机制

颧部褐青色痣病因不明，发病机制可能与以下因素有关：已存在的真皮黑素细胞复活、表皮基底层黑素细胞脱落、滤泡球黑素细胞移位、各种触发因素引起的潜伏性真皮黑素细胞增多。触发因素包括皮肤炎症、表皮/真皮萎缩、衰老、紫外线照射、激素紊乱、怀孕、化妆品或敏感皮肤和遗传因素。龙庭凤等对该病病理观察发现：本病的黑素细胞具有痣细胞、神经嵴来源细胞及早期胚胎细胞的特性。

三 中医病因病机

中医认为颧部褐青色痣的发病机理主要有脾虚、肝郁、肾虚及血瘀。脾胃受损，升降无力，湿热内生，熏蒸颜面而致病；肝失条达，气机郁结，气血不能上荣于面而发病；肾精暗耗，水火不济，面失荣养而发病；而脾虚、肝郁、肾虚日久，均可致血运不畅，肌肤失养而瘀涩发斑。《普济方》曰："面上黯，此由凝血在脏。"斑与瘀同为有形之质，斑在外而瘀在内，瘀显于外即成斑，可谓是"有斑必有瘀，无瘀不成斑"。

四 临床表现

颧部褐青色痣好发于颧部、颞部，也可见于眼睑、鼻翼等部位。皮损表现为粟粒至黄豆大小灰褐色、黑灰色、黑褐色斑点，孤立不融合，数目不等，平均 10~20 个，多对称分布。无明显自觉症状。

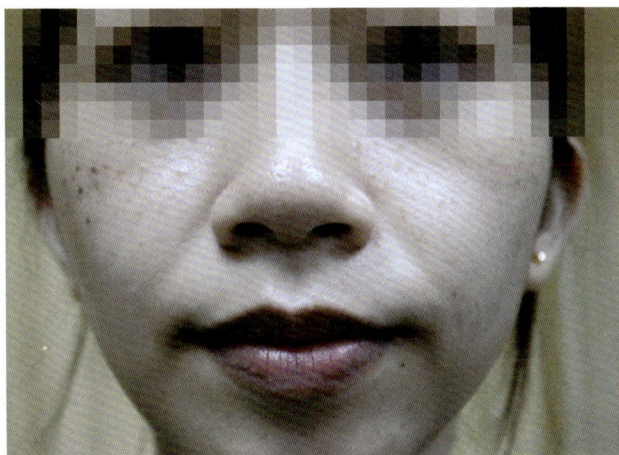

图 6-5　颧部褐青色痣

五　组织病理

表皮正常，真皮浅层胶原纤维间散在细小梭形黑素细胞，长轴与胶原纤维平行，黑素细胞间散在噬黑素细胞。免疫组化示 HMB45（＋），多巴胺染色（＋）。电镜可见真皮黑素细胞内含有许多大小不一的 I～Ⅳ期黑素小体，以Ⅲ期多见。

六　皮肤影像学

共聚焦激光扫描显微镜（confocal laser scanning microscopy）可见表皮色素含量正常，真皮散在线状高折光色素团块，真皮中上部胶原纤维束间可见条索状或树突状黑素细胞，未见炎症细胞浸润。

七　诊断及鉴别诊断

颧部褐青色痣根据临床表现可诊断，病理活检是诊断本病的金标准。但需与以下疾病相鉴别：

（1）太田痣：本病临床少见，发病年龄较早，大多在出生时或 1～2 岁发病，皮损表现为沿三叉神经眼、上颌支分布的单侧、融合性色素沉着，常合并眼、口腔黏膜损害。病理可见真皮有较多黑素细胞，但长轴与胶原纤维不一定平行。

（2）雀斑：发病年龄早，多在 5 岁以内发病，皮损表现为黄褐色斑点，有明显季节性，夏季加重，冬季减轻。病理表现为基底层黑素增多。

（3）黄褐斑：多在双侧面颊部位出现蝶形、黄褐色斑片。病理可见表皮基底黑素细胞增加，真皮内可见噬黑素细胞。

八　治疗

1. 西医治疗

可不予治疗。若出于美容考虑可采用 Q 开关波长 694nm 的红宝石激光、波长 755nm 的翠绿宝石激光及波长 1 064nm 的 Nd：YAG 激光治疗，可达到较满意的疗效。其机理为选择性的光热效应和冲击波作用破坏褐青色痣中的黑素与黑素细胞，该波长激光是黑素吸收的峰值，且能穿透表皮进入真皮中层及深层，破裂的黑素小体被吞噬细胞清除，术后不留瘢痕。

2. 中医治疗

中医治疗原则及主要治疗方法：活血化瘀是贯穿整个治疗的总原则，根据皮损特点及伴随症状可行相应的调整。"肝主青，脾主黄，肾主黑"，斑色青灰，伴有烦躁不安、心情抑郁、胸胁胀满、经前乳房胀痛者，需兼顾疏肝理气；斑色黄褐，伴有疲乏无力、纳呆困倦、时有腹胀者，需兼顾健脾祛湿；面色黧黑、晦暗不泽，伴有头晕耳鸣、腰膝酸软者，需兼顾补肾益精。

（1）中医辨证论治。

肝郁气滞证：颧部粟粒至黄豆大小灰褐色、黑灰色、黑褐色斑点，兼有胸胁胀痛，烦躁易怒，经前乳房胀痛，痛经，舌质淡红，苔薄白或薄黄，脉弦。

治法：疏肝解郁，活血化瘀。

方药：柴胡、香附、白芍、陈皮、枳壳、川芎、甘草。兼有食滞者，加茯苓、白术、麦芽、鸡内金等健脾消食；兼眠差者，加合欢花、酸枣仁、首乌藤等健脾消食；兼大便秘结者，加柏子仁、火麻仁、郁李仁等润肠通便。

（2）针灸治疗。针灸主要通过局部浅刺，一定程度地刺激局部血循环和代谢，加上体针的辨证取穴，可以有效治疗和缓解患者的伴发症状，如月经不调、失眠、精神抑郁等，从而祛除颧部褐青色痣的刺激因素，达到淡化色斑的目的。具体方法：局部消毒，采用 0.22mm×13mm 号面部美容针在色斑周围多针浅刺至局部微微泛红。体针：主穴为曲池、合谷、血海、百会、足三里等。辨证配穴：肝郁气滞型加太冲、蠡沟、行间等；脾虚湿蕴型加脾俞、丰隆、阴陵泉等；肝肾阴虚型加肝俞、太溪、三阴交等；肾阳不足型加肾俞、气海、命门等。施以平补平泻法，每次留针 30 分钟，10 次为 1 个疗程，隔日 1 次。

三　临床表现

皮损表现为边界清晰、直径 2 ~ 6mm、扁平或略隆起的斑疹或丘疹，也可为乳头瘤状、疣状、结节或有蒂的损害，表面光滑，可有或无毛发，数目不等。因痣细胞内色素含量不同，皮损可呈棕色、褐色、蓝黑色或黑色，无色素皮损多呈皮色。可发生于身体任何部位的皮肤、黏膜。皮损可随年龄增大而增大。本病进展缓慢，一般无自觉症状。

根据痣细胞在皮肤内的位置，可分为交界痣（见图 6 - 6）、混合痣（见图 6 - 7）、皮内痣（见图 6 - 8）三种类型。交界痣：出生时即有或出生后不久发生，表面稍光滑或稍隆起于皮面，表面无毛，可呈淡棕色、黑色或深褐色，可发生在身体的任何部位。混合痣：可高出皮面，颜色比交界痣稍浅。有些可见毛发穿出，儿童及少年多见。皮内痣：多见于成年人，多发生在头颈部，皮损颜色深浅不一，呈半球形隆起于皮面，表面可有毛发。三型黑素细胞痣的临床表现和皮肤镜表现会有重叠，直径达 4mm ~ 4cm。

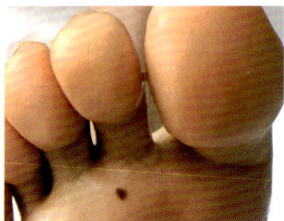 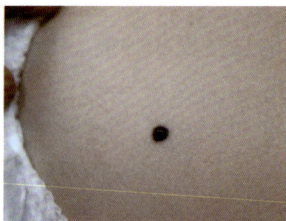 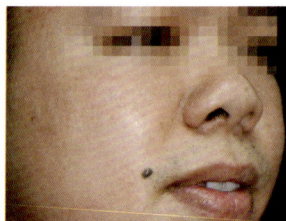

图 6 - 6　交界痣　　　　　图 6 - 7　混合痣　　　　　图 6 - 8　皮内痣

四　组织病理

痣细胞倾向于巢状排列，大致分为：透明痣细胞：类似正常黑素细胞，但稍大，一般位于表皮与真皮交界处，可见核仁，胞质透明；上皮样痣细胞：一般位于真皮上部，类似于上皮样细胞，可含少量色素；淋巴细胞样痣细胞：一般位于真皮中部，类似于淋巴细胞，较小，浅表处痣细胞可含色素；纤维样痣

cytokine networks associated with human melanocytic nevus development［J］. J Invest Dermatol，2019，139（1），177 – 185.

［3］WANG D G，HUANG F R，CHEN W，et al. Clinicopathological analysis of acquired melanocytic nevi and a preliminary study on the possible origin of nevus cells［J］. Am J Dermatopathol，2019，42（6）：1.

［4］高敏，余良，刘盛秀，等. 皮肤激光共聚焦显微镜诊断和鉴别色素痣和黑素瘤评价［J］. 中国皮肤性病学杂志，2016，30（7）：699 – 701.

［5］中国中西医结合学会皮肤性病学专业委员会皮肤影像学组，国家远程医疗与互联网医学中心皮肤科专委会，国家皮肤与免疫疾病临床医学研究中心，等. 面部常见皮肤病皮肤镜诊断专家共识［J］. 中国医学前沿杂志（电子版），2019，11（8）：12 – 22.

［6］郑亚杰，沈雪，崔勇. 皮肤镜联合反射式共聚焦显微镜对色素痣良恶性、脂溢性角化病的诊断价值［J］. 中日友好医院学报，2018，32（2）：79 – 82.

［7］PAMPENA R，KYRGIDIS A，LALLAS A，et al. A meta – analysis of nevi – associated melanoma：prevalence and practical implications［J］. J Am Acad Dermatol，2017，77（5）：938 – 945.

［8］SAIDA T. Histogenesis of cutaneous malignant melanoma：the vast majority do not develop from melanocytic nevus but arise de novo as melanoma in situ［J］. J Dermatol，2019，46（2）：80 – 94.

［9］高天文，李春英，齐显龙，等. 色痣的再认识［J］. 中华皮肤科杂志，2004，37（11）：680 – 681.

（李晓辉 吴艳华 李其林）

第五节　先天性黑色素细胞痣

一　概述

先天性黑色素细胞痣（congenital melanocytic nevus）也叫先天性痣细胞痣（congenital nevomelanocytic）、先天性色素痣（congenital pigmented nevus）、色素性毛痣（nevus pigmentosuset pilosus），是指出生时即有的、表皮内、真皮内或者两者都有的良性黑素细胞增生。极少部分皮损也可在出生后或者出生后两年内出现，这部分痣也叫迟发型先天性黑色素细胞痣。本病的发病率约为0.6%，巨大型先天性黑色素细胞痣更罕见，发病率约为0.005%，也有报道1%~3%的婴儿可出现先天性黑色素细胞痣。

二　病因及发病机制

本病的病因及发病机制目前尚不明确，可能与黑素细胞前身的新生突变有关。

三　临床表现

小型、中型先天性黑色素细胞痣表现为生后可见、相对规则、圆形或椭圆形、黄褐色皮损，可伴或不伴多毛症，毛囊周围有色素减退或色素沉着，随年龄增长而变黑、隆起，之后可随年龄增长而变淡，大部分可表现为晕状外观，大小通常超过1cm。临床可依据皮损大小分为小型（直径<1.5cm）、中型（直径1.5cm~19.9cm）、大型或巨大型（直径≥20cm）先天性黑色素细胞痣。至少80%的巨大型先天性黑色素细胞痣的患者伴有卫星性先天性黑色素细胞痣，但部分卫星性先天性黑色素细胞痣并不伴巨大型先天性黑色素细胞痣，也同样会出现神经皮肤黑变病。有高达5%的恶性黑色素瘤发展的终生风险。

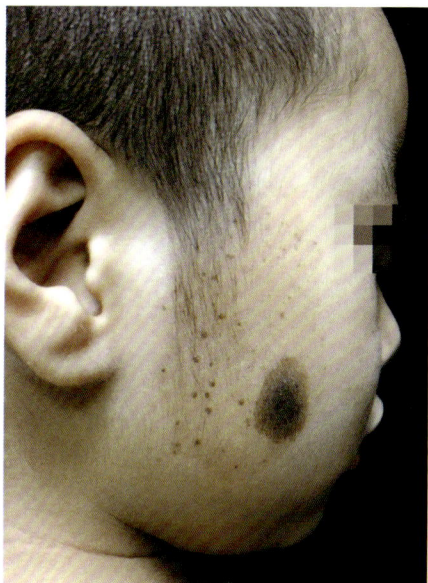

图 6-9 先天性黑色素细胞痣

神经皮肤黑变病（neurocutaneous melanosis，NCM）是一种罕见的斑痣性错构瘤病，其特征是在皮肤和软脑膜中均有产生黑素的细胞的局灶性或弥漫性增殖。有以下特点：①皮损表现为一个巨大的先天性黑色素细胞痣或多发的（>3个）小型先天性黑色素细胞痣（或者同时存在两种皮损），并发脑膜黑皮症或黑色素瘤；②脑膜有组织学良性的皮损，皮肤没有黑色素瘤；③皮肤有良性的组织学皮损，脑膜没有黑色素瘤。三分之二的 NCM 患者有巨大的先天性黑色素细胞痣，其余三分之一有大量的病灶，但无巨大的病灶。

该病的 MRI 表现为：①明显的多发性钆增强团块；②钆增强显示出弥漫性脑脊膜增厚；③T1 加权图像显示局灶性增强信号。经 MRI 检查可分为有症状和无症状两种，有症状的神经皮肤黑变病表现为颅内压增高的症状和体征，这种颅内压增高往往与脑积水或质量效应有关，预后极差，即使没有恶性肿瘤。化疗在少数患者中已经失效。

四 组织病理

病理表现为单细胞排列的痣细胞弥漫分布于真皮网状层的中部或下部，甚至皮下脂肪间隔，痣细胞围绕血管壁周围排列成袖套状，痣细胞也可位于血管壁内、附属器内（毛囊、皮脂腺）和皮神经，也可见于真皮下层毛囊的毛乳头、上皮、皮脂腺、立毛肌和小汗腺管内。显著的神经分化不常见。

五 皮肤影像学

皮肤镜可见小球、弥漫性色素沉着、粟丘疹样囊肿、多毛症、菌丝样结构、毛囊周围色素改变。

六 诊断及鉴别诊断

根据病史、临床表现可诊断，应和丛状神经纤维瘤、先天性平滑肌错构瘤、不典型痣、黑色素瘤、Becker 痣等疾病相鉴别。

（1）丛状神经纤维瘤：可出现色素沉着和多毛症，可行病理检查明确诊断。

（2）黑色素瘤：颜色不均匀、轮廓不规则，可能增大、发炎、流血等。

（3）Becker 痣：表现为上背部或胸部色素性病变伴毛发增多，多见于男性，通常在青春期出现。

七 治疗

治疗与否要考虑以下情况：恶变的风险、患者的年龄、解剖学位置、神经皮肤黑变病的存在与否、美容效果、手术的复杂性等。手术切除、激光和磨皮治疗均可用于治疗先天性黑色素细胞痣。有报道联合使用强脉冲光（IPL）与铒：钇铝石榴石（Er：YAG）激光治疗本病有一定疗效，也可对小型和中型先天性黑色素细胞痣不采取任何治疗方式而终生随访。巨大型先天性黑色素细胞痣的手术至少要等到患者 6 个月大，同时还要考虑有无神经皮肤黑变病及有无症状，必要时需行 MRI 和中枢神经系统检查。有报道称曲米替尼对巨大型先天性黑色素细胞痣有一定疗效。也有报道使用 NRAS 信号通路特异性介质抑制剂（vemurafenib，MEK162，GDC0941，GSK2126458）可降低神经皮肤黑素细胞增多症细胞的体外生存能力。

参考文献

［1］朱学俊，王宝玺，孙建方，等. 皮肤性病学［M］. 第二版. 北京：北京大学医学出版社，2014：2121 – 2125.

［2］大卫·J. 杰夫克罗德，迈克尔·R. 阿德·琼斯. 皮肤病学彩色图解［M］. 第六版. 项蕾红，译. 天津：天津科技翻译出版有限公司，2019：146 – 148.

［3］ROCCO F D，SABATINO G，KOUTZOGLOU M，et al. Neurocutaneous melanosis［J］. Childs Nerv Syst，2004，20（1）：23 – 28.

［4］LEE J M，KIM I H，RHYU I J，et al. Combined intense pulsed light and Er：YAG laser treatment of congenital melanocytic nevus［J］. J Cosmet Laser Ther，2015，17（3）：162 – 164.

［5］MIR A，AGIM N G，KANE A，et al. Giant congenital melanocytic nevus treated with trametinib［J］. Pediatrics，2019，143（3）：e20182469.

［6］BASU D，SALGADO C M，BAUER B S，et al. Nevospheres from neurocutaneous melanocytosis cells show reduced viability when treated with specific inhibitors of NRAS signaling pathway［J］. Neuro Oncol，2016，18（4）：528 – 537.

（李晓辉　吴艳华　李其林）

第六节 色素性化妆品皮炎

一 概述

色素性化妆品皮炎（pigmented cosmetic dermatitis）是对化妆品成分过敏而引起的面部皮肤色素沉着反应，曾认为是 Riehl 黑变病和色素性扁平苔藓，后又统称为妇女面部黑变病，直到 1970 年左右由日本学者 Nakayama 等首次报道，随后逐渐认识该病。本病好发人群为 20 ~ 40 岁女性，肤色深的人群易受到影响。黄种人多见，随着化妆品种类和使用人群增多，本病的发病率呈上升趋势。本病在中医尚无确切对应病名，根据其临床表现，与隋代巢元方《诸病源候论》所述的"黧黑斑""面黑"近似，可参考"黧黑斑""面黑"中医治疗。

二 病因及发病机制

现在主要认为是Ⅳ型变态反应，其原理是化妆品中的某些香料、防腐剂、乳化剂等变应原所致的变应性接触性皮炎和（或）光敏感性皮炎，且经常使用化妆品后导致吸收蓄积作用，引起面部色素沉着，这些反应主要发生在表皮基底层。孟慧敏等认为本病除了有皮肤炎症的后果外，还有化妆品中含有的多种光感性物质所致的光毒性反应和光变态反应、化妆品的致色素作用和某些化妆品中的铅汞超标。近期印度的一项研究表明：防腐剂、抗氧化剂和美白霜是本病的主要致病因素。也有研究者发现原发性 Sjogren's 综合征患者可出现色素性化妆品皮炎样损害，并可能跟 HLA – A2、DPA1（02：02）和 DPB1（05：01）等特定 HLA 亚群相关。

三 临床表现

皮损初期为淡褐色斑片，可逐渐加深呈深褐色、蓝黑色或黑色，弥漫性或斑片状，主要分布在颊部和（或）额部，重者可扩展至整个面部，色素斑的中心往往呈网状结构。在患病初和病程中可因反复致敏，出现轻度的接触性皮炎反应，表现为轻度红斑、丘疹，间有瘙痒感。大多数患者有相关化妆品接触史。

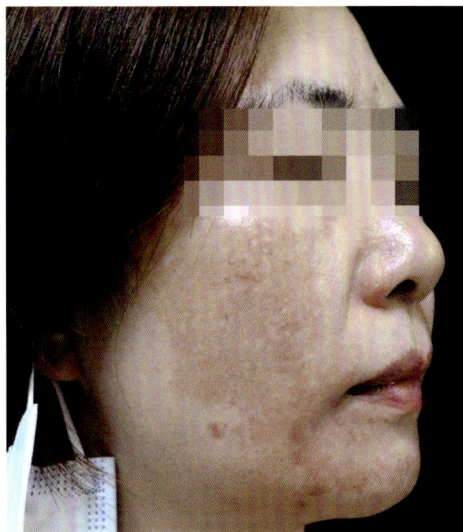

图 6-10　色素性化妆品皮炎

四　组织病理

表皮基底层细胞液化变性，可见色素失禁和噬黑素细胞，真皮上部血管周围有淋巴细胞和组织细胞的轻度或中度浸润。

五　诊断及鉴别诊断

本病可根据发病前有化妆品应用史，临床表现为网状色素斑，发病部位与化妆品应用范围相对一致，病程中反复出现湿疹皮炎样损害及伴有不同程度瘙痒等特点作出诊断。本病需与下述疾病相鉴别：

（1）黄褐斑：好发于中青年女性，皮损多对称分布于双面颊，也可出现在前额、眼周、鼻背及下颌等部位。表现为黄褐色或深咖啡色斑片，颜色深浅不一，边缘清楚。

（2）面部其他接触性皮炎后色素沉着：有明确的接触史，在急、慢性炎症性皮肤病后出现，皮损特点为淡褐色至深黑色，局限在皮肤炎症区。脱离接触后炎症现象很快消失，色素也会较快消退，皮炎反复则色素斑加深，部分患者色素沉着可持续数月或数年。无明显自觉不适。

可行化妆品斑贴试验、光斑贴试验、化妆品应用试验、反复开放敷贴试验（ROAT）、标准筛选抗原（或欧洲抗原，另加的系列抗原）的斑贴试验和光斑贴试验明确诊断。

六　治疗

避免使用和停用含有接触变应原和（或）光变应原的任何化妆品。使用无变应原的祛斑制剂可有助于色素减退，如熊果苷，该药可通过抑制酪氨酸酶活性而阻断黑素合成从而达到增白效果。其他祛斑制剂可参照黄褐斑的治疗。

参考文献

［1］NAKAYAMA H，HARADA R，TODA M. Pigmented cosmetic dermatitis［J］. Int J Dermatol，1976，15（9）：673 – 675.

［2］刘丽娟，陈慧荣，葛新红，等. 化妆品接触性皮炎 78 例临床分析［J］. 宁夏医科大学学报，2015，37（7）：838 – 840.

［3］钱康，吴涛. 左旋维 C 导入治疗色素性化妆品皮炎的临床效果观察［J］. 西南国防医学，2016，26（1）：54 – 56.

［4］孟慧敏，李利. 色素性化妆品皮炎 48 例报告分析［J］. 中国美容医学，2013，22（15）：1621 – 1623.

［5］SHARMA V K，BHATIA R，YADAV C P. Clinical profile and allergens in pigmented cosmetic dermatitis and allergic contact dermatitis to cosmetics in India ［J］. Dermatitis，2018，29（5）：264－269.

［6］TAKEO N，SAKAI T，SHONO T S，et al. Three cases of pigmented cosmetic dermatitis－like eruptions associated with primary Sjogren's syndrome or anti－SSA antibody ［J］. J Dermatol，2016，43（8）：947－950.

［7］杨敏，鲍迎秋，高小曼，等.Civatte 皮肤异色病 ［J］. 临床皮肤科杂志，2011，40（4）：192.

（李晓辉　吴艳华　李其林）

第七节　摩擦黑变病

一　概述

摩擦黑变病（friction melanosis）是一种获得性皮肤网状色素沉着性疾病，1984 年由 Hidano 等报道，特征性表现为躯干和四肢骨关节隆突部位有褐色色素沉着。本病命名相对混乱，有各种命名出现，如斑状皮肤淀粉样变性、摩擦性淀粉样变性、尼龙刷斑状淀粉样变性等，也有学者认为本病是斑状皮肤淀粉样变性的一个亚型。随着认识的深入，现已逐步认识到该病无淀粉样变的淀粉样蛋白沉积、OSMR 和 RET 的基因突变，已被视为一个独立的病种。本病目前在中医尚无确切对应病名，根据其临床表现，与隋代巢元方《诸病源候论》所述的"黧黑斑"近似，可参考"黧黑斑"中医治疗。

二　病因及发病机制

现在认为本病的起因为外在的局部刺激，刺激物多是以尼龙、人造丝和棉花等为原料的健康巾，使用者长期用其强力反复摩擦皮肤，导致摩擦部位的皮下脂肪稀少，日久使表皮基底层黑素细胞损伤而发病。也有个别文献提示该病有家族遗传史。Sharquie 和 Al - Dorky 研究发现有 15.5% 的患者有家族史；左亚刚等对本病进行家系调查，发现本病为常染色体显性遗传，但是无 OSMR 和 RET 基因突变。

三 临床表现

皮损表现以淡褐色至暗褐色的带状或斑状色素沉着为主，呈弥漫性。色素斑边缘明显可见色素沉着与皮丘一致，而毛囊口、皮沟处无色素沉着。色素斑呈细网状，边界大多比较清晰，形状与局部骨隆起处皮肤形状大体一致。多局限于锁骨、肋弓、肩胛、脊柱、肘、膝等易受摩擦的骨隆起处，少数患者也可波及上背、腰、腹等非骨隆起部位，皮损边界不清，色调较淡。好发于体形消瘦的青年女性，男性少见，未见肥胖者。无自觉不适或轻度瘙痒。

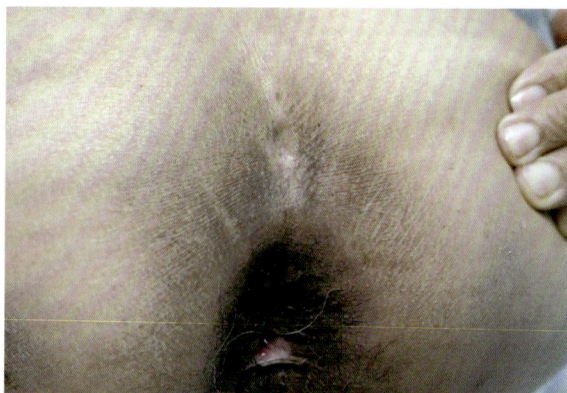

图 6 - 11　摩擦黑变病

四 组织病理

表皮基底层和棘层黑素细胞颗粒增多，真皮以色素失禁为主要特征，真皮上层特别是乳头层可见较多噬黑素细胞，附属器及血管周围可见轻度的炎细胞浸润，特殊染色真皮内未发现有淀粉样蛋白沉积。

五　诊断及鉴别诊断

根据好发人群、刺激史、皮损部位和特征及组织病理检查，可明确诊断。本病应和斑状皮肤淀粉样变相鉴别，后者中年女性多见，皮损以上背部多见，表现为对称分布的色素性丘疹、斑疹，伴有瘙痒，病理示真皮乳头层有淀粉样蛋白沉积。上述两种疾病间可能有一种互为因果的关系，有待进一步研究。

六　治疗

对已发病者，应劝其停止使用健康巾摩擦刺激皮肤，改用柔软的浴巾，可防治摩擦黑变病，其他可对症处理。

参考文献

［1］HIDANO A，MIZUGUCHI M，HIGAKI Y．Friction melanosis［J］．Ann Dermatol Venereol，1984，111（12）：1063－1071.

［2］AL－ABOOSI M，ABALKHAIL A，KASIM O，et al．Friction melanosis：a clinical，histologic，and ultrastructural study in Jordanian patients［J］．International Journal of Dermatology，2004，43（4）：261－264.

［3］SHARQUIE K E，AL－DORKY M K．Frictional dermal melanosis（lifa disease）over bony prominences［J］．Journal of Dermatology，2001，28（1）：12－15.

［4］左亚刚，刘跃华，王宏伟，等．家族性摩擦性黑变病家系分析及突变位点检测［J］．临床皮肤科杂志，2007，36（6）：343－345.

［5］ZUO Y G，SONG P，LIU Z，et al．Lack of evidence for OSMR and RET gene mutations in a Chinese family with friction melanosis［J］．Clin Exp Dermatol，2010，35（3）：282－286.

［6］SHARQUIE K E，DHALIMI M A，NOAIMI A A，et al．Lactic acid as a new therapeutic peeling agent in the treatment of lifa disease（frictional dermal melanosis）［J］．Indian J Dermatol，2012，57（6）：444－448.

［7］AL－DHALIMI M A，MALUKI A H，TAUMA A. Efficacy and safety of 532－nm and 1，064－nm Q－switched Nd：YAG laser treatment of frictional dermal melanosis over bony prominences（lifa disease）［J］. Dermatol Surg，2015，41 (1)：136－141.

［8］SACCHIDANAND S，SHETTY A B，LEELAVATHY B. Efficacy of 15% trichloroacetic acid and 50% glycolic acid peel in the treatment of frictional melanosis：a comparative study［J］. J Cutan Aesthet Surg，2015，8 (1)：37－41.

（李晓辉　曾丽玲　吴艳华　李其林）

第八节　色素性口周红斑

一　概述

色素性口周红斑（erythrose peribuccale pigmentaire）又称面部色素红色病（erythrosis pigmentate faciei）、Brocq 色素性口周红斑（erythrosis peribuccale pigmentarie of Brocq）。临床表现为面部中部尤以口周部出现红斑及色素沉着。

因色素性口周红斑为现代命名的疾病，中医学目前尚无相应的论述。

二　病因及发病机制

Brocq（1923）认为本病与自主神经平衡失调致末梢血液循环功能及皮脂腺分泌异常有关；也有证实为 5－羟色胺的异常代谢所致。目前认为可能与化妆品中的光敏物有关。

三　临床表现

主要见于中青年妇女，口周围区皮炎大致对称，最初损害是红斑，反复发作后可表现为弥漫性的、棕红色色素沉着斑，并可扩展至颌角、额颞部、鼻翼皱褶处，但在唇红缘周围常留有一狭窄的正常皮肤带，境界鲜明。损害往往持续多年不变，但皮损颜色的深浅可有波动，甚至每日不同，并常见有面颈部的血管性潮红现象，无自觉症状。也偶见男性，可同时伴有 Civatte 皮肤异色病。若去除病因，色素沉着斑可逐渐消退。

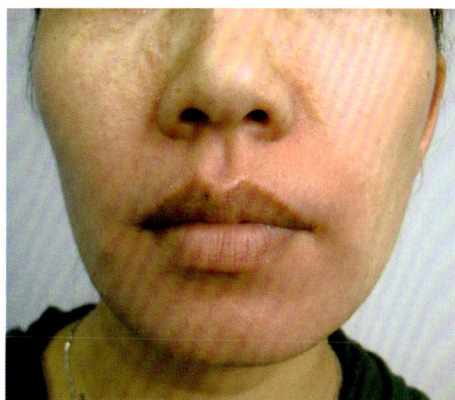

图 6 – 12 色素性口周红斑

（中国医学科学院皮肤病研究所孙建方教授提供）

四 组织病理

真皮乳头层毛细血管扩张，炎性细胞浸润，可见噬黑素细胞增加，并有较多黑素小体。

五 诊断及鉴别诊断

可根据发病的部位、易变的红斑、伴有的色素沉着而无其他损害进行诊断。需与口周皮炎相鉴别。

口周皮炎多发于青年女性，损害为多形性，主要是散在细小的炎性丘疹、丘疱疹，继之红斑脱屑，呈周期性发作，常是由于化妆品以及含氟皮质激素制剂直接作用引起的一种面部皮炎。

六 治疗

去除诱发因素，避免刺激性饮食，如咖啡、酒等。可口服缓和的镇静剂、利血平、维生素 C 及维生素 B2 等，停经期妇女可试用雌激素疗法。局部外用含皮质激素的抗皮脂溢出制剂或氢醌类制剂。

参考文献

赵辨. 中国临床皮肤病学 [M]. 第二版. 南京：江苏科学技术出版社，2011：973 - 974.

（李晓辉　汤　楠　吴艳华　李其林）

第九节　真皮黑素细胞增多症

一 概述

真皮黑素细胞增多症，又称腰骶斑，是指常出现在健康婴儿骶骨部位的青灰色斑片。常在出生时或出生后数周出现，很少于儿童早期之后出现。男女发病率相等。本病可发生于所有种族，可见于 100% 的马来群岛人，90% ~ 100% 的蒙古人、日本人、中国人和韩国人，87% 的玻利维亚印第安人，65% 的巴西黑人，17% 的玻利维亚白人和 1.5% 的巴西白人。

二 病因及发病机制

黑素细胞起源于外胚层的神经嵴，在胚胎 11 周左右黑素细胞向表皮移动。真皮黑素细胞增多症的形成在于黑素细胞在迁移的过程中滞留真皮，至出生时延迟消失所致。因黑色颗粒位于较深部位，由于光线的 Tyndall 效应（真皮黑素在长波段光照射下较周围皮肤反射率低，长波段光如红、桔、黄光不会被反射，而短波段光如紫光会被反射），透过皮肤肉眼观察即呈特殊性的青灰色或蓝色。但黑素细胞的移行是由神经生长因子通过 TrkA 受体调控的，TrkA 受体被未降解的代谢物激活，导致神经生长因子活性增强，进而导致异常的黑素细胞迁移。所以黑素细胞移行障碍可能会导致先天酶缺陷疾病或者神经系统疾病。

三　临床表现

真皮黑素细胞增多症表现为腰骶部、臀部局限性的色素沉着斑，偶见于股侧、肩部，皮损呈圆形、卵圆形或不规则形的灰青色、蓝色或蓝灰色的斑点或斑片，边缘不清晰，多为单发，偶见多发，多小于 5% 的体表面积。但是累及躯干全正面或背面和四肢的大面积泛发型真皮黑素细胞增多症也有报道，目前发现的变异型有如下几种：持续型：面积更大，边界较清晰，持续数年；异常型：累及少见部位，如面部、四肢；持续异常型：也称斑片型蓝痣；叠加型：为深色蒙腰骶斑和浅色腰骶斑的叠加。皮损部位毛发和皮纹无明显变化。一般胎儿时出现，生后一段时期内加深，随后色素慢慢变淡，常于 5~7 岁自行消退不留痕迹，偶持续于成年期或皮损有所扩大。

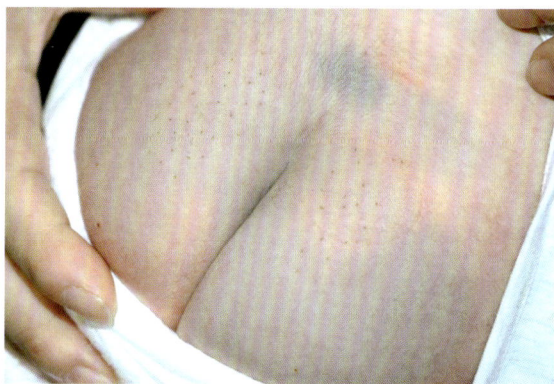

图 6-13　真皮黑素细胞增多症

皮损持续不消退的真皮黑素细胞增多症患者可伴发唇裂、脑脊髓膜瘤、黑素瘤、2 型和 5 型色素性血管性斑痣性错构瘤和 Sjogren's 综合征。与广泛性真皮黑素细胞增多症相关的最常见的溶酶体贮积病是 1 型粘多糖病（Hurler 综合征），其次是 GM1 型神经节病、2 型粘多糖病（Hunter 综合征）、粘脂质沉积病、Niemann - Pick 病和甘露糖苷贮积症。

四 组织病理

真皮特别是其下半部有充满黑素颗粒的黑素细胞，其树枝突显著伸长、变细，常呈微波状，与皮面大致平行，广泛散布在胶原纤维束之间，所含黑素颗粒 DOPA 反应呈阳性。

五 皮肤影像学

电镜可见大多数黑素细胞含完全黑素化的黑素小体，少数黑素细胞含Ⅲ期或Ⅳ期黑素小体。

六 诊断及鉴别诊断

根据病史、部位及典型皮损可诊断。应与蓝痣、太田痣相鉴别。普通型蓝痣表现为颜色较深、边界清晰的小的圆顶状结节；细胞性蓝痣表现为大的结节或斑块，可伴有复合痣或发生恶变。太田痣多在 20 岁以前发病，局限在三叉神经分布的部位，临床表现为蓝灰色的斑片，约 2/3 的患者可波及同侧巩膜。

七 治疗

目前尚未有恶变的报道，无须治疗。若皮损分布广泛则需进一步检查有无相关代谢缺陷性疾病，累及背部的广泛腰骶斑，则需进行影像学检查排除脑膜脊髓肿瘤或其他异常。出于美容需要可使用遮瑕霜或激光治疗。

参考文献

［1］朱学俊，王宝玺，孙建方，等．皮肤性病学［M］．第二版．北京：北京大学医学出版社，2014：2103－2104.

［2］PROSE N S. Bringing an end to the "Mongolian spot"［J］. Pediatr Dermatol, 2019, 36（5）：758.

［3］SILENGO M, Battistoni G, Spada M. Is there a relationship between extensive Mongolian spots and inborn errors of metabolism?［J］. Am J Med Genet, 1999, 87（3）：276－277.

［4］FISTAROL S K, ITIN P H. Disorders of pigmentation［J］. J Dtsch Dermatol Ges, 2010, 8（3）：187－201.

［5］HANSON M, LUPSKI J R, HICKS J, et al. Association of dermal melanocytosis with lysosomal storage disease：clinical features and hypotheses regarding pathogenesis［J］. Arch Dermatol, 2003, 139（7）：916－920.

［6］张学军．皮肤性病学高级教程［M］．北京：中华医学电子音像出版社，2017：322－323.

［7］ALIMI Y, IWANAGA J, LOUKAS M, et al. A comprehensive review of Mongolian spots with an update on atypical presentations［J］. Childs Nerv Syst, 2018, 34（12）：2371－2376.

［8］BERSANI G, GUERRIERO C, RICCI F, et al. Extensive irregular Mongolian blue spots as a clue for GM1 gangliosidosis type 1［J］. J Dtsch Dermatol Ges, 2016, 14（3）：301－302.

（李晓辉　吴艳华　李其林）

第十节 焦油黑变病

一 概述

焦油黑变病（tar melanosis）又称为中毒性苔藓样黑素皮炎（melanodermatitis lichenoid toxica）、中毒性黑素皮炎（melanodermatitis toxica）、职业黑变病（occupational melanosis），主要是由于长期暴露于焦油及其衍生物引起的局部皮肤炎症性和色素过多性疾病。最早由 Hoffmann 和 Habermann 所报道，由于使用含碳氢化合物的粗制化妆品、油脂、膏药引起的面部苔藓样丘疹的黑皮病。本病多发于中年人，可发生于各种行业和工种，约占职业性皮肤病的2%～5%。

二 病因及发病机制

现已证实沥青、木榴油、劣质矿物油、热润滑剂、切削油、促进剂（二苯胍）、抗氧化剂及含多种烃化合物的化妆品、粉剂和肥皂均可引起本病。现认为本病的发病机制为暴露部位的接触性皮炎，尤其是光敏性接触性皮炎，也有部分中年女性发病者可能与神经内分泌功能障碍有关。

三 临床表现

本病开始表现为面、颈，尤其是眶周和颧颞部等暴露部位及手部、前臂的背面炎症性的红斑、水肿，偶见小水疱、出血，自觉灼热和瘙痒，随之为持续性红斑和鳞屑，可见毛囊性丘疹和黑头粉刺等痤疮样反应；然后发展为青灰色、暗褐色弥漫性或网状的色素沉着。脱离接触后，炎症可于数周内消退，色素沉着也可在1～2年内消退，而毛囊性黑头粉刺则可持续多年。若长期持续暴露，不但色素沉着会更加明显，还可出现毛细血管扩张、苔藓样丘疹、毛囊口扩大、毛囊性角化及毛囊周围的色素沉着，部分可出现明显角化过度或上皮瘤样增生等癌前病变。皮损常在日晒后加剧。病程呈慢性渐进性，常同时伴有头晕、乏力、纳差、消瘦等全身症状。患者常有多汗倾向。

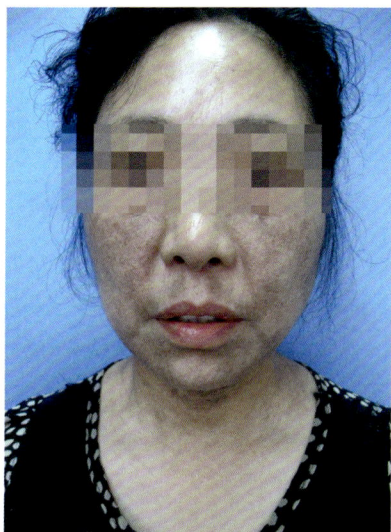

图6-14　焦油黑变病

（中国医学科学院皮肤病研究所孙建方教授提供）

四　组织病理

可出现毛囊性角化过度、表皮下层细胞水肿变性，真皮上部噬黑素细胞内充满黑色颗粒，毛细血管扩张并有较多淋巴细胞浸润。

五　诊断及鉴别诊断

根据病史（长期暴露于烃化合物、日光史）、临床表现（毛囊性黑头粉刺、丘疹、鳞屑）可明确诊断。应和瑞尔黑变病、Civatte 皮肤异色病、黄褐斑、色素性口周红斑鉴别。

（1）瑞尔黑变病：皮损主要发生在面部，面中央很少受累，有时也发生在摩擦部位，表现为网状的色素沉着斑，边界不清晰。

（2）Civatte 皮肤异色病：色素沉着对称发生在面、颈部，为红褐色至青铜色网状损害，夹杂性萎缩的淡白色白点，有明显的毛细血管扩张。

（3）黄褐斑：皮损广泛，边界相对清晰，无明显炎症表现。

（4）色素性口周红斑：皮损发生在面部，尤其是颏部和口周，表现为棕红色色素沉着斑，唇红缘有正常皮肤境界带，伴有面颈部血管潮红。

六 治疗

尽可能寻找病因，脱离环境和过敏物，尽可能地避免日晒；必要时可行斑贴试验、光斑贴试验等。脱离环境、避免日晒后全身症状可于数周内缓解，皮损可在 1~2 年内消退，色素沉着可外用氢醌霜、超氧化物歧化酶霜等，也可系统使用大剂量维生素 C、硫代硫酸钠或巯基药物如巯乙胺等。治愈后应避免再次接触类似环境。

参考文献

［1］陈捷，韦建华，覃卫平，等.20 例职业性黑变病临床观察［J］，中国职业医学，2010，37（5）：398－400.

［2］岳丽爽.职业性皮肤色素变化［J］.中国实用乡村医生杂志，2007，14（12）：4－6.

［3］王侠生，徐金华，张学军.现代皮肤病学［M］.第二版.上海：上海大学出版社，2020：674－676.

［4］高第，路雪艳，李林峰，等.职业性黑变病并发氯痤疮8例临床分析［J］.临床皮肤科杂志，2015，44（11）：743－745.

［5］陈新，王洋，王慧娟，等.还原性谷胱甘肽联合多烯磷脂酰胆碱治疗职业性黑变病疗效［J］.中国职业医学，2013，40（3）：216－217.

（李晓辉　吴艳华　李其林）

<h1 style="text-align:center">第十一节　太田痣</h1>

一　概述

太田痣（nevus of ota）又称眼上腭部褐青色痣、眼皮肤黑素细胞增生病，是一种累及巩膜及受三叉神经支配皮肤的灰蓝色斑片状损害的真皮色素增加性皮肤病。中医学无"太田痣"的病名，根据其临床表现，与隋代巢元方《诸病源候论》所述的"黧黑斑""面黑"近似，可参照"黧黑斑""面黑"中医治疗。

二　病因及发病机制

太田痣的确切病因及发病机制尚不清楚，有以下几种学说：①细胞学说。胚胎时期黑素细胞凋亡异常；黑素细胞由真皮向表皮迁移受到阻碍；真皮内的黑素细胞产生活化的黑素。②遗传学说。国内外均有研究证实太田痣是一种由多基因突变引起的常染色体显性遗传病。另外，如雌激素、孕激素及雄激素等激素水平和神经精神因素，均可能与太田痣的发生相关。

三　中医病因病机

中医关于类似太田痣的论述早在隋代巢元方的《诸病源候论》中就有："面黑皯者，或脏腑有痰饮，或皮肤受风邪，皆令血气不调，致生黑皯。五脏六腑，十二经血，皆上于面。夫血之行，俱荣表里。人或痰饮渍脏，或腠理受风，致血气不和，或涩或浊，不能荣于皮肤，故变生黑皯。若皮肤受风，外治则瘥，腑脏有饮，内疗方愈也。"《外科大成》则指出："黧黑斑多生女子之面。由血弱不华，火燥结成，疑事不决所致。宜服肾气丸以滋化源。"可见，在古代文献中有关太田痣的形成主要是内有肾虚火燥、忧思抑郁、痰饮，外受风邪致气血不能荣于皮肤所致。

四 临床表现

太田痣好发于有色人种，如亚洲人和非洲人。国内发病率为 0.02% ~ 0.06%，女性发病率高于男性，男女的患病比例为 1 : 3.28。大部分患者出生后即有皮损，且皮损多发生于面部一侧，偶见于两侧。典型皮损为一侧沿三叉神经第一二支分布的灰蓝色、灰褐色或紫黑色斑点或斑片，颜色不均匀，境界不清。最常见的受累部位是眶周、颞部、鼻部、前额和颧部。巩膜受累则表现为蓝染或褐色斑点，睑结合膜、角膜、口腔和鼻黏膜也可累及。根据受累部位及范围，我国学者提出新的临床分类标准，将太田痣分为 5 型 14 个亚型。Ⅰ型：色沉斑片仅累及三叉神经三支中的其中一支的支配区域；Ⅱ型：色沉斑片同时累及三叉神经三支中的两支的支配区域，包括 4 个亚型；Ⅲ型：色沉斑片同时累及三叉神经三支的支配区域，包括 2 个亚型；Ⅳ型：双侧型，色沉斑片累及双侧面部，包括 2 个亚型；Ⅴ型：有并发症的太田痣。根据黑素细胞在真皮中的位置分为以下三型：浅在型：黑素细胞位于真皮浅层，皮损多呈褐色；深在型：黑素细胞位于真皮深层，皮损多呈青紫色；弥漫型：黑素细胞位于真皮全层，皮损多呈蓝紫色。

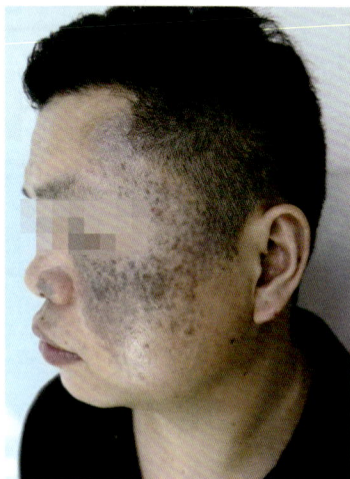

图 6 - 15　太田痣

五 组织病理

真皮中上部胶原纤维间充满黑素细胞，呈长梭形或者树枝状。

六 皮肤影像学

Wood 灯检查：皮损呈现深蓝褐色斑片或斑点，与周围正常皮肤反差明显。

皮肤镜检查：杂色模式，即镜下可见混杂分布的棕黄色、青灰色、灰褐色色素沉着。

反射式共聚焦显微镜检查：表皮、真皮交界处无色素异常，部分患者真皮浅、中层有散在条索状或团块状色素颗粒沉积。

七 诊断及鉴别诊断

根据损害发生部位和典型色素改变即可诊断。①发生部位：好发于一侧三叉神经第一二支的支配区域，即上下眼睑、颧部和颞部，偶然发生于颜面两侧。②典型色素改变：灰蓝色、灰褐色或紫黑色斑点或斑片，颜色不均匀，境界不清。巩膜受累呈蓝色。但应与以下疾病鉴别：

（1）黄褐斑：多见于中青年女性，好发于两侧颧骨的突出部位和前额，呈黄褐色斑片。

（2）腰骶斑：出生时即现于腰骶部、臀部或背部等部位，蓝灰色斑，不累及眼部和黏膜。随年龄增长可自然消退。

（3）蓝痣：好发于手足背和面部，呈蓝色的丘疹或小结节，组织病理示黑素细胞聚集成团。

八 治疗

1. 西医治疗

目前 Q 开关 694nm 红宝石激光、Q 开关 755nm 翠绿宝石激光和 Nd：YAG 1 064nm/532nm 激光，是太田痣的经典治疗方法，经过 3 次或以上的治疗即可取得满意疗效。早期治疗对于儿童尤为重要，避免了因外貌缺陷而引起的心理障碍。以往采用的 CO_2 激光、液氮冷冻、磨削、化学剥脱、植皮等方法，容易出现瘢痕或色素减退/沉着，已被逐渐淘汰。近年皮秒激光已被用于顽固性太田痣的治疗，疗效较好。

2. 中医药治疗

中医辨证论治。本病由肝、肾、脾、胃脏腑亏虚所致，治以活血化瘀，疏肝理气，活血通络。

Ⅰ型：用木鳖子鸡蛋疗法，木鳖子味微苦甘温、有毒，入手阳明经和足厥阴经，有活血通经之功效，《开宝本草》曰："主折伤，消结肿恶疮、生肌、止腰痛，除粉刺黚黯、女子乳痈、肛门肿痛。"《本草经疏》中有治疗本病的记述，鸡子黄味甘平，入肾经，有滋阴补血之功，两味同用，一行一补，相济相辅。

Ⅱ型：用青蒿鳖甲汤，本方为清虚热的代表方，以滋阴补气，但又有软坚散结之功，临床运用以补肾活血为主。

Ⅲ、Ⅳ型：用天麻钩藤饮，本方原治肝风内动，肝阳上亢，取其滋阴补肾、活血化瘀之功效。

以上四型，局部用沙棘油外搽，内服中药活血、祛斑、消色，内外合治，整体与局部调理，突出了中医学的整体观治疗。

参考文献

［1］CHENG J C，CHING S K. Comparing the effectiveness of Q – switched Ruby laser treatment with that of Q – switched Nd：YAG laser for oculodermal melanosis（nevus of ota）［J］. Journal of plastic，reconstructive & aesthetic surgery，2010，64（3）：339 – 345.

［2］AGERO A L，LAHMAR J J，HOLZBORN R M，et al. Naevus of ota presenting in two generations：a mother and daughter［J］. J Eur Acad Dermatol Venereol，2009，23（1）：102 – 104.

［3］曾文心，张延，熊琦，等. 母女同患褐青色痣 2 例及家系调查［J］. 中国皮肤性病学杂志，2018，32（1）：55 – 57.

［4］王宏伟，王家璧，左亚刚，等．太田痣患者真皮黑素细胞免疫组化研究［J］．中国麻风皮肤病杂志，2004，20（3）：217-219.

［5］TRUFANT J W，BRENN T，FLETCHER C D M，et al. Melanoticschwannoma arising in association with nevus of ota：2 cases suggesting a shared mechanism［J］．Am J Dermatopathol，2009，31（8）：808-813.

［6］刘艳，曾维惠，李迪，等．太田痣患者1168例临床资料回顾性分析［J］．中国美容医学，2018，27（3）：60-62.

［7］HUANG W H，WANG H W，SUN Q N，et al. A new classification of nevus of ota［J］．Chin Med J（Engl），2013，126（20）：3910-3914.

［8］曾颖，董继英，王梦，等．太田痣激光治疗的进展［J］．中国激光医学杂志，2018，27（3）：178-182.

［9］SAKIO R，OHSHIRO T，SASAKI K，et al. Usefulness of picosecond pulse alexandrite laser treatment for nevus of ota［J］．Laser therapy，2018，27（4）：251-255.

［10］YI P G，YING Y，LI F G，et al. Comparison of a picosecond alexandrite laser versus a Q-switched alexandrite laser for the treatment of nevus of ota：a randomized，split-lesion，controlled trial［J］．Journal of the American academy of dermatology，2020（2）：397-403.

［11］王益平，王剑飞．徐汉卿教授治疗皮肤病经验拾零［J］．现代中医药，2007，27（6）：5-6.

［12］吕爱林，徐惠荔，彭振辉，等．中医药治疗太田痣200例［J］．沙棘，2009，22（2）：35.

（任英云 闫海震 吴艳华 李其林）

第十二节 瑞尔黑变病

一 概述

瑞尔黑变病（Riehl's melanosis）又称光毒性皮炎、战争黑变病，是一种累及面颈部皮肤，以灰褐色色素网状沉着为特征的非瘙痒性色素沉着病。现代医学的瑞尔黑变病在中医古籍中被称为"黧黑斑"，是一种多因素性色素沉着斑。成年女性多见，临床以面、颈、胸、前臂等暴露处有明显的斑状或网状色素沉着，暴露部位出现淡褐色、灰黑色色素沉着斑为特征，愈近面中央色素沉着愈少。属中医"黧黑斑""黓黵"范畴。

二 病因及发病机制

瑞尔黑变病的确切病因及发病机制尚不明确。长期外用含光感物质、香料、染料、表面活性剂的化妆品，接触煤焦油类制剂或紫外线照射被认为是形成瑞尔黑变病的始发因素，有些患者发病并没有始发因素。过度暴露于紫外线，前列腺素和酪氨酸酶活性增加，促进了黑素细胞增殖。此外，过量的氧自由基会损伤角质形成细胞或黑素细胞，导致黑素小体进入真皮。

三 中医病因病机

本病的中医病因病机早在《外科证治全书·卷一》中就有记载，曰："面色如尘垢，日久煤黑，形枯不泽，或起大小黑斑，与面肤相平。由忧思抑郁，血弱不华。"《诸病源候论·卷二十七》曰："人面皮上，或有如乌麻，或如雀卵上色是也。此由风邪客于皮肤，痰饮渍于脏腑，故生黓黵。"《外科正宗》曰："黧黑斑者，水亏不能制火，血弱不能华肉，以致火燥结成斑黑，色枯不泽……"病机主要有如下三种：

（1）肝气郁滞：凡情志不遂，肝气郁结，则气机紊乱，血虚失容，气血不能容润肌肤，则变生黑斑。

（2）肾阴、阳虚衰：先天禀赋不足，房劳过度，损伤肾精；或命火不足，虚阳上浮。

（3）脾虚失运：脾土不足，运化失职，不能化生精微，气血亏虚，肌肤失养；或脾虚，生化失常，痰浊内蕴上犯。

四 临床表现

本病可见于任何年龄，多累及成人，中年女性多发。典型皮损为面颈部灰紫色到紫褐色网状排列的色素沉着斑，境界不清。皮损多发于额部、颞部、颧部、耳后、颈的两侧，面部中央很少受累。也可累及摩擦部位，如腋前线和脐部。临床上可分为三期：①炎症期：患处红斑，伴少许糠秕样脱屑，可有轻度瘙痒及灼热感。②色素沉着期：红斑消退后发生网状色素沉着斑，上覆细薄鳞屑，呈粉尘样外观。可伴毛细血管扩张及毛囊性角化过度。色素沉着处出现网状色素沉着，覆盖细薄鳞屑。③萎缩期：部分患者出现与色素沉着部位一致的轻度凹陷性萎缩。

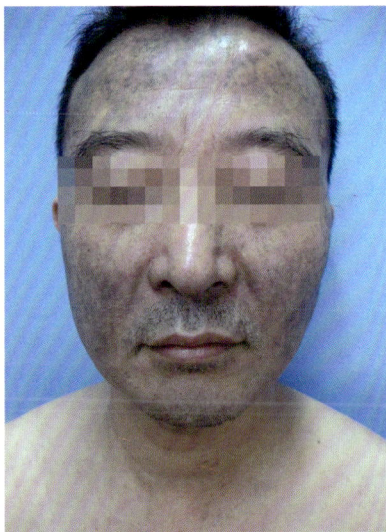

图 6-16 瑞尔黑变病

（中国医学科学院皮肤病研究所
孙建方教授提供）

五 组织病理

早期有表皮角化过度及毛囊性角质栓形成，棘细胞层轻度萎缩，基底细胞层液化变性，真皮血管周围淋巴细胞浸润为主，真皮浅层可见数量不等的噬黑素细胞，后期表皮大致正常，炎症细胞逐渐消失。

六　皮肤影像学

皮肤镜下表现为不规则颗粒样色素结构、线状血管结构、粉尘样鳞屑、毛囊角栓、毛囊周围白晕。其中不规则颗粒样色素结构敏感性最高。

七　诊断及鉴别诊断

根据临床表现及检查可进行诊断。①临床表现：面颈部有灰褐色色素网状沉着斑，上覆细薄鳞屑，呈粉尘样外观。②组织病理检查。应与如下疾病鉴别：

（1）Civatte 皮肤异色病：好发于绝经期妇女，皮损以网状色素沉着斑中间杂有毛细血管扩张和轻度萎缩的淡白色斑点为特征。

（2）焦油黑变病：长期接触焦油及其衍生物，引起面、颈部、手和前臂背面出现瘙痒的网状色素斑，毛细血管扩张及毛囊性丘疹和黑头粉刺特征性痤疮样反应。

八　治疗

1. 西医治疗

注意避光，可涂擦遮光剂；光斑贴试验有助于确定可疑致敏物；减少对皮肤的机械性刺激。炎症期可外用糖皮质激素，必要时可短期口服少量激素。局部外用2%～3%氢醌霜或联合维A酸是比较常用的治疗方案。系统用药包括静脉注射谷胱甘肽、维生素C、硫代硫酸钠；口服维生素A、B、C、E，氨甲环酸，复方甘草酸苷等。也有学者尝试使用调Q激光、强脉冲光及磨削术治疗瑞尔黑变病，取得了较满意疗效。

2. 中医药治疗

（1）中医辨证论治。

①肝郁血瘀：皮损表现为额、颊、颞、颈部红褐色斑片，大小不一，多少不等，上覆细薄鳞屑，略有瘙痒，伴心烦易怒，善太息，食欲不振，经行腹

胀、行经不畅，舌暗红，苔薄黄，脉弦数或弦涩。

治法：疏肝解郁，活血化瘀。

方药：丹栀逍遥散加减，抑郁者加郁金、香附；两胁闷胀加白芍、青皮；头痛、头昏加菊花、川芎；经行不畅加泽兰、益母草。

②脾虚不运：皮损表现为面色灰暗无华，疲倦乏力，食少便溏、腹胀，舌质淡胖有齿痕，苔白脉缓。

治法：健脾益气，中和气血。

方药：补中益气汤加减。

③肾阴不足：皮损表现为斑色灰黑如煤炭，伴有腰膝酸软乏力，头昏耳鸣，女子月经量少或经行腰痛，舌红苔少，脉沉细。

治法：滋阴补肾，调和阴阳。

方药：六味地黄丸加减，黧黑日久难消，加莪术、僵蚕；气郁不舒加佛手；纳差腹胀加焦三仙、鸡内金。

（2）中医验方及外治法。

①玉容散：甘松、山柰、香茅、白僵蚕、白及、白附子、天花粉、防风、肥皂、香白芷共研细末，早晚洗面后擦于患处。

②针刺疗法：取足三里、三阴交、阳陵泉、肝俞、肾俞、脾俞，平补平泻法，得气后留针30分钟，1次/天，10次为1个疗程。

③耳针疗法：取上穴用当归注射液或丹参注射液穴位注射，先取2~4穴，每穴2毫升，每2天1次，10次为1个疗程。

④灸法：取肝俞、脾俞、肾俞，艾条点燃后雀啄灸。

参考文献

［1］孟慧敏，周成霞，李利. 瑞尔黑变病病因与发病机制研究进展［J］. 中国生物美容，2009，（4）：60-63.

［2］PILLAIYAR T，MANICKAM M，JUNG S H. Recent development of signaling pathways inhibitors of melanogenesis［J］. Cell Signal，2017，40：99-115.

［3］WANG L，WEN X，HAO D，et al. Combination therapy with salicylic acid chemical peels, glycyrrhizin compound, and vitamin C for Riehl's melanosis [J]. Journal of cosmetic dermatology, 2020 (4): 1377 – 1380.

[4] ON H R, HONG W J, ROH M R. Low – pulse energy Q – switched Nd: YAG laser treatment for hair – dye – induced Riehl's melanosis [J]. Journal of cosmetic and laser therapy, 2015, 17 (3): 135 – 138.

[5] SMUCKER J E, KIRBY J S. Riehl melanosis treated successfully with Q – switch Nd: YAG laser [J]. Journal of drugs in dermatology, 2014, 13 (3): 356 – 358.

[6] OISO N, TSURUTA D, IMANISHI H, et al. Therapeutic hotline: the effectiveness of intense pulsed light for possible Riehl's melanosis [J]. Dermatologic therapy, 2010, 23 (5): 561 – 563.

[7] 方方, 布文博, 张倩. 磨削术治愈面部瑞尔黑变病 1 例 [C]. 全国中西医结合学会医学美容学术交流大会, 2013: 58 – 60.

[8] 陶春蓉, 刘邦民, 艾儒棣. 中医辨证治愈瑞尔氏黑变病 1 例 [J]. 四川中医杂志, 2007, 22 (2): 85 – 86.

[9] 朱铁君. 常见色素性皮肤病的中西医结合治疗 [J]. 中国医刊, 1999, 24 (6): 326 – 329.

[10] 朱士伏. 滋肾活血汤治愈瑞尔氏黑变病二例 [J]. 中医研究, 1998, 11 (1): 32 – 33.

[11] 梁洁, 杨慧兰, 刘仲荣. 常见色素增加性皮肤病的中医诊治 [J]. 中国美容医学, 2008 (2): 282 – 284.

（任英云　曾丽玲　吴艳华　李其林）

第十三节　炎症后色素沉着

一　概述

炎症后色素沉着（postinflammatory hyperpigmentation）是一种继发于急性或慢性炎症性皮肤病后出现的皮肤表皮层或真皮层的色素过度沉着，其轻重程度与炎症程度无明显关系。本病目前在中医尚无确切对应病名，根据其临床表现，与隋代巢元方《诸病源候论》所述的"黧黑斑""面黑"近似，可参照"黧黑斑""面黑"中医治疗。

二　病因及发病机制

炎症后色素沉着的确切病因及发病机制尚不完全清楚，有以下两个基本参与过程：①炎症皮肤的基底层细胞被破坏，导致色素失禁，真皮浅层噬黑素细胞增加。巨噬细胞可以吞噬退化的基底角质形成细胞和黑素细胞，这两种细胞都含有大量的黑素，可以在真皮浅层中保留一段时间。②炎症反应导致花生四烯酸的释放和氧化，生成前列腺素和白三烯。这些介质通过刺激表皮黑素细胞改变黑素细胞和免疫细胞的活性，导致黑素合成增加，黑素转移到周围的角质形成细胞，导致表皮色素增加。

三　临床表现

本病局限于皮肤炎症部位，当炎症红斑消退后，出现颜色深浅不等的色素沉着斑。根据色素沉着部位，临床上将炎症后色素沉着分为表皮型、真皮型和混合型。色素沉着于表皮表现为淡褐色至黑色，沉着于真皮表现为深灰色至蓝色。若日晒或再度发生炎症后，色素可加深，甚至苔藓化，数年不退。

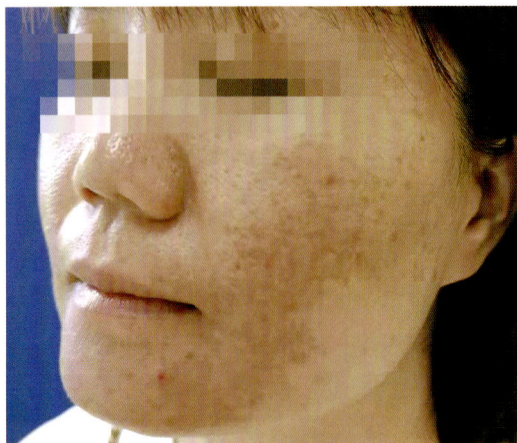

图6-17 炎症后色素沉着

四 组织病理

黑素沉积在真皮上部和真皮浅层血管周围，主要在嗜黑素细胞内。

五 皮肤影像学

表皮型皮损呈淡褐色至黑色，Wood 灯检查示色素增加且有明显边界；真皮型皮损呈深灰色至蓝色，Wood 灯检查示色素增加且无明显边界，荧光增强不明显；混合型皮损 Wood 灯检查结果同真皮型皮损。

六 诊断及鉴别诊断

根据临床病史和发病部位可进行诊断。①临床病史：原先有炎性皮肤病史或皮肤炎症性刺激史。②发病部位：局限于皮肤炎症区的色素沉着斑。应与以下疾病鉴别：

（1）瑞尔黑变病：灰褐色色素网状沉着斑，上覆细薄鳞屑，呈粉尘样外观。

（2）焦油黑变病：接触焦油类制剂引起的弥漫性或网状青灰色至暗褐色

色素沉着。

（3）黄褐斑：对称分布于两侧颧骨的突出部位和前额的黄褐色斑疹。

（4）黑棘皮病：褶皱部位天鹅绒样轻微隆起性斑块。

七 治疗

查明原发炎症性皮肤病，针对性地进行预防治疗。注意避光，可涂擦遮光剂；减少对皮肤的机械性刺激。局部外用氢醌联合维 A 酸是有效的治疗方案，但需要长期使用（6～12 个月）。此方法对真皮色素沉着效果不佳，可探索其他治疗方法，如调 Q 激光（694nm 红宝石激光、755nm 翠绿宝石激光和 Nd：YAG 1 064nm/532nm 激光）、强脉冲光、化学剥脱术、超声波导入医学美白保湿剂等。据报道，红宝石和翠绿宝石激光会加重病变，不推荐用于皮肤黝黑的患者。

参考文献

［1］BRIDGET P K，TAULUN A，ANDREW F A. Postinflammatory hyperpigmentation：epidemiology，clinical presentation，pathogenesis and treatment［J］. American journal of clinical dermatology，2018，19（4）：489－503.

［2］赵辨. 中国临床皮肤病学［M］. 第二版. 南京：江苏科学技术出版社，2017：1414.

［3］胡玲玲，宋为民. 皮肤炎症后色素沉着的研究进展［J］. 国际皮肤性病学杂志，2010，36（2）：98－100.

［4］CHAOWATTANAPANIT S，SILPAARCHA N，KOHLI I，et al. Postinflammatory hyperpigmentation：a comprehensive overview：treatment options and prevention［J］. J Am Acad Dermatol，2017，77（4）：607－621.

（任英云　曾丽玲　吴艳华　李其林）

第十四节 色素性玫瑰疹

一 概述

色素性玫瑰疹（roseola pigmentosa）是一种原因不明累及躯干及四肢近端，与皮肤纹理走向一致的色素增加性皮肤病。本病目前在中医尚无确切对应病名，根据其临床表现，与隋代巢元方《诸病源候论》所述的"鼾黑斑""面黑"近似，可参照"鼾黑斑""面黑"中医治疗。

二 病因及发病机制

本病的确切病因及发病机制尚不清楚，可能是玫瑰糠疹的异型，包括病毒感染、自身免疫、变态反应、遗传性过敏等学说，或皮肤小血管炎症后的色素沉着。

三 临床表现

本病好发于青少年，发病高峰为 20 岁左右，男性发病率高于女性，病程较长。本病临床表现多样，典型特征为躯干、四肢近端散在分布的圆形或椭圆形、粟粒至蚕豆大小、边界清楚、表面光滑的淡褐色至黑褐色的色素沉着斑，皮疹长轴与皮纹走向一致。本病初起时呈玫瑰色红斑，再演变为淡褐色，最终成为黑褐色。微痒或无自觉症状。摩擦后无风团出现。

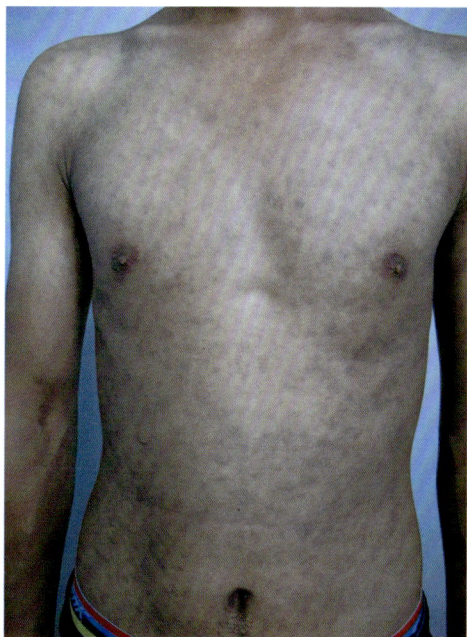

图 6 – 18　色素性玫瑰疹

（中国医学科学院皮肤病研究所孙建方教授提供）

四　组织病理

表皮角化过度，基底层黑素细胞增多、液化变性，真皮浅层见噬黑素细胞，毛细血管周围非特异性炎细胞浸润。

五　诊断及鉴别诊断

根据典型皮损、好发部位、病程呈自限性可进行诊断。①典型皮损：表面光滑的淡褐色至黑褐色的色素沉着斑，皮疹长轴与皮纹走向一致。②好发部位：躯干、四肢近端。③病程呈自限性，预后良好。但应与如下疾病鉴别：

（1）色素性荨麻疹：皮损摩擦后出现红斑风团，自觉瘙痒。

（2）特发性多发性斑状色素沉着症：与色素性玫瑰疹无本质区别，但色素性玫瑰疹有红斑期。

（3）二期梅毒疹：为大小一致的铜红色斑疹，分布更广泛，常累及掌跖及黏膜。梅毒血清学检查阳性。

六　治疗

目前无特效疗法，以对症治疗为主，预后较好。局部外用维生素 E 乳膏、糖皮质激素乳膏或维 A 酸乳膏，口服抗组胺药物、维生素 C、维生素 E 等。

参考文献

［1］顾有守.玫瑰糠疹［J］.临床皮肤科杂志，2006，35（7）：479－480.

［2］赵辨.中国临床皮肤病学［M］.第二版.南京：江苏科学技术出版社，2017.

［3］高诗燕，路永红.色素性玫瑰糠疹一例［J］.中华皮肤科杂志，2013（6）：426.

［4］潘健楷，许良杰，许瑜，等.23 例色素性玫瑰疹临床分析［J］.皮肤性病诊疗学杂志，2012，19（5）：288－289.

（任英云　吴艳华　李其林）

第十五节 药物引起的色素异常

一 概述

药物引起的色素异常（drug–induced hyperpigmentation）又称外源性色素沉着（exogenous pigmentation），是长期接触某些药物或化学物质引起的皮肤颜色改变。中医药在治疗皮肤色素沉着的临床实践过程中积累了大量丰富的宝贵经验，根据其病因，可归为"药疹""固定药疹"中医治疗。

二 病因及发病机制

药物引起的色素异常的确切病因及发病机制尚不清楚。目前已知有以下五种主要的发病机制：①药物激发表皮黑素细胞过度表达，使黑素合成增多，或者药物与黑素形成稳定的复合物导致巨噬细胞中黑素清除减少；②药物颗粒散在细胞外基质或者存在于巨噬细胞内而无法清除，引起色素沉着；③药物损伤真皮血管导致红细胞外渗，继而引起含铁血黄素沉积；④某些药物，如化疗药物，可产生自由基，促进脂褐素等合成；⑤光敏反应，主要是通过作用于皮肤色素沉着过程中的多种受体而发挥作用。

三 中医病因病机

中医对皮肤色素沉着病因病机的认识有其独特的理论概念。《太平圣惠方》中指出气血失和是导致皮肤色素沉着的病机："夫面黝黯者，由脏腑有痰饮，或者皮肤受风邪，致令气血不调，则生黑黯。"皮肤色素沉着患者以女性居多，由于生理、心理及社会因素的影响，精神长期处于紧张状态，加之经带胎产伤及于血，阴血不足，心肝失养，气郁血虚，故肝郁气滞是皮肤色素沉着患者临床最主要的病因病机之一。肝郁而气滞，气滞而血瘀。肝气不疏，急躁易怒，则相火妄动，暗耗肝肾精血；肾阴不足，肾水无从上承，精血不足，脉络空虚，进而瘀阻而发为皮肤色素沉着。皮肤色素沉着的发生，乃肝、脾、肾三脏受损的结果。病机以肝郁、脾虚、肾亏为本，血瘀为标。其中肝郁气滞是皮肤色素沉着患者临床最多见的病因病机之一。

四 临床表现

药物引起的色素异常临床表现多种多样。大约20%的色素沉着被认为是药物引起的。已知引起色素沉着的常见药物包括烷化/细胞毒性剂、止痛药、抗心律失常药、抗凝剂、抗癫痫药物、抗疟药、抗微生物制剂、抗逆转录病毒药物、前列腺素类似物和精神药物等。有些药物引起的皮肤色素异常发生部位较为典型，如光照部位或者口腔和硬腭黏膜；有些药物引起的皮肤颜色改变较为典型，如紫色、红色、黄色等；大多数情况下停止使用药物后，色素异常会逐渐消退，一部分人可能会永久存在。

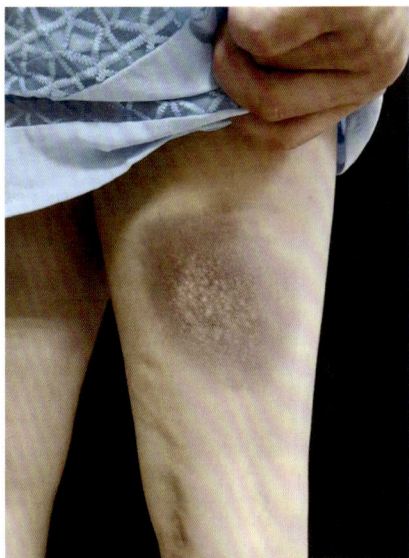

图6-19 药物引起的色素异常

五 组织病理

不同药物引起不同部位色素异常的组织病理变化不同。如氯喹导致的硬腭色素沉着，组织病理学检查显示表皮及真皮的黑素和含铁血黄素含量增多。

六 诊断及鉴别诊断

诊断可依据：①对皮肤和黏膜进行仔细的医学检查；②询问患者既往用药史；③发生皮肤色素异常的时间与用药时间的关联性；④组织学检查，包括电子显微镜检查和质谱法；⑤缺乏其他可引起皮肤色素异常的原因解释。应与以下疾病鉴别：

（1）内源性色素沉着：由于体内代谢原因生成了色素并引起皮肤颜色改变，无外界用药史。

（2）黄褐斑：好发于中青年女性，呈淡褐色，边界清楚，常对称分布于面颊部。

（3）艾迪生病：为皮肤黏膜、褶皱处色素沉着，还可累及牙龈等处，无明显炎症，患者有肾上腺皮质功能低下症状。

（4）血色素沉着症和威尔逊病：体内铁或铜代谢异常引起类似金属色的皮肤改变。

七　治疗

1. 西医治疗

注意避光，停止使用可疑药物。静脉注射维生素 C 和还原性谷胱甘肽。对于不可逆的色素异常可尝试采用调 Q 激光。

2. 中医药治疗

中医治疗原则和主要治疗方法：发生药物引起的色素异常，应停用一切可疑药物。根据皮肤色素异常发展演变过程中的不同病因病机，采取相应的治法。中医治疗上，尽管临床上有许多不同的辨证分型，但以疏肝、活血、养血、补肾为主要治疗原则。皮肤色素异常最主要和肝相关，且最主要是肝气郁滞、气滞血瘀，并涉及脾、肾等脏腑。所以治疗、预防皮肤色素异常应从肝入手，疏肝理气活血法是最主要的治法。

杨岚根据中医辨证施治采用中药内服结合中药微粉石膏倒模的方法，对面部皮肤继发性色素沉着患者进行治疗，发现中医综合治疗对面部色素沉着效果显著。

符文澍研究疏肝理气活血方药（柴胡、枳实、川芎、当归、白芍、熟地、三七等）对大鼠色素沉着的影响，结果显示无论是通过治疗手段还是预防用药，疏肝理气活血方药都可显著减少黑素细胞数量、黑素小体数量、肝脏脂褐素含量，同时还研究了疏肝理气活血方药对黑色素瘤细胞的作用，结果表明疏肝理气活血法可明显抑制黑色素瘤细胞生长繁殖及酪氨酸酶的表达。

黄为宁等运用中西医结合方法治疗丝裂霉素漏于皮下所致的色素沉着，丝裂霉素漏于皮下后造成了10cm左右的色素沉着，随后颜色加深，皮肤弹性降低，疼痛加重。给予普鲁卡因皮肤色素沉着处散在皮下注射封闭治疗，再予以冰袋冷敷，同时予中药金黄散加食用醋调成糊状外敷，经治疗24～48h后，皮肤逐渐恢复正常。普鲁卡因联合金黄散对于化疗药渗漏皮下所致具有坏死趋向的色素沉着有着一定的疗效。

参考文献

[1] OLIVIER D. Drug – induced skin pigmentation：epidemiology，diagnosis and treatment [J]. Am J Clin Dermatol，2001，2（4）：253 – 262.

[2] AMANDA F N, TAYLOR L B, ILTEFAT H H. An Update on drug – induced pigmentation [J]. Am J Clin Dermatol，2019，20（1）：75 – 96.

[3] 刁丽，彭军，王淑梅. 药物诱导的皮肤色素沉着研究进展 [J]. 中国皮肤性病学杂志，2013，27（12）：1289 – 1291.

[4] GALLO C B, LUIZ A C, FERRAZZO K L, et al. Drug – induced pigmentation of hard palate and skin due to chronic chloroquine therapy：report of two cases [J]. Clin Exp Dermatol，2009，34（7）：e266 – 267.

[5] KATHLEEN M, NAZANIN S, JEREMY G, et al. Q – switched alexandrite laser and topical 20% monobenzyl ester of hydroquinone removal of tacrolimus – induced repigmentation（after complete depigmentation with 20% monobenzyl ether of hydroquinone）[J]. Dermatologic surgery，2019，45（5）：756 – 757.

[6] 杨岚，肖玮，江鹤灵. 中医内外结合辨证施治面部色素沉着疗效观察 [J]. 中国美容医学，2013，22（11）：1222 – 1225.

[7] 符文澍. 疏肝理气活血法抗皮肤色素沉着的理论与实验研究 [D]. 武汉：湖北中医药大学，2014.

[8] 黄为宁，曹长健. 中西药结合治疗经药泵化疗意外引起皮肤"色素沉着"坏死一例 [J]. 临床放射学杂志，1999（8）：455 - 456.

（任英云　闫海震　吴艳华　李其林）

第十六节　文　身

一　概述

文身（tattoos）又称刺青、墨缄法，是人为地把不同颜色且不溶性色素注入真皮而导致的一种永久性色素斑。

二　病因及发病机制

皮肤组织细胞不能吞噬移除色素微粒，只能留在真皮内并产生异物反应。中医学尚无文身相关的论述。

三　临床表现

根据刺入颜料不同皮肤上出现不同颜色的图案，多为青黑色，可永久存在而不消失。少数人可继发感染、过敏、同形反应、瘢痕疙瘩或文身肉芽肿。

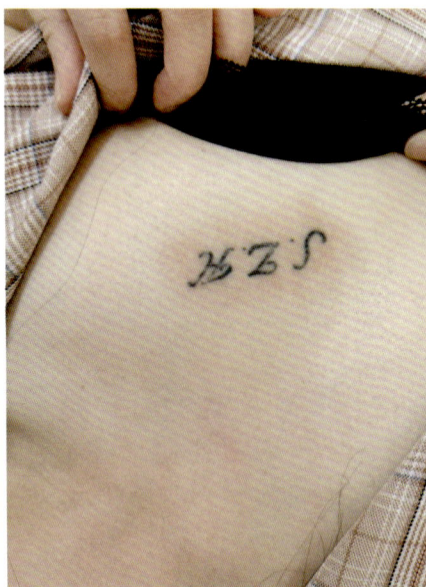

图 6 - 20　文身

四　组织病理

真皮层中可见弥漫分布于巨噬细胞或游离于细胞外的文身色素颗粒，无炎症表现。

五　皮肤影像学

碳染料或印度墨汁形成的文身，在皮肤镜下表现为蓝色，与黑色素瘤相似。

六　诊断及鉴别诊断

根据患者提供的病史即可诊断，即人为注入颜料形成不同颜色和形状的图案。

七 治疗

根据文身的颜色选择不同波长的调 Q 激光，532nm 激光针对红色、橙色、黄色、棕色；694nm 激光针对黑色、蓝色、绿色；755nm 激光针对黑色、蓝色、绿色；1 064nm 激光针对黑色、蓝色。激光去除效果最好的颜色是黑色、棕色、深蓝色和绿色，而最难去除的颜色是红色、橙色、黄色和浅蓝色。与纳秒级激光相比，皮秒激光具有更短的脉冲长度，可以导致目标色素团快速加热，并将其分解成足够小的颗粒，从而更有效地清除文身，成为激光去除文身的前沿治疗方式。对于某些化妆品文身，如眼线、唇线等，由于位置敏感，且它们通常含有白色金属化合物，这些金属化合物在特定波长的激光照射下会变暗，影响美观及治疗效果，剥脱性 CO_2 点阵激光不针对特定文身油墨，已成功应用于含有氧化铁或二氧化钛的化妆品文身的治疗。

参考文献

[1] VINCENT M H, ADAM S A, STEPHANIE M, et al. The picosecond laser for tattoo removal [J]. Lasers Med Sci, 2016, 31 (8): 1733 – 1737.

[2] ADATTO M A, AMIR K, BHAWALKAR J, et al. New and advanced picosecond lasers for tattoo removal [J]. Curr Probl Dermatol, 2017, 52: 113 – 123.

[3] RICHARD T, LAURA S, HOOMAN K, et al. Evolution of the picosecond laser: a review of literature [J]. Dermatol Surg, 2019, 45 (2): 183 – 194.

[4] BRIDGET M, TINA A. Treatment of cosmetic tattoos: a review and case analysis [J]. Dermatol Surg, 2018, 44 (12): 1565 – 1570.

（任英云 闫海震 吴艳华 李其林）

第七章 》 黄褐斑的慢病管理

黄褐斑为面部对称性黄褐色色素沉着性疾病，是一种影响容貌的难治性皮肤病，其病因及发病机制未明，涉及黑素合成增加、炎症反应、皮肤屏障受损、血管因素、光老化等；临床主要表现为面部对称性黄褐色色沉斑，一般无自觉症状；治疗方法很多，包括系统用药、外用药、面膜外敷、激光治疗等，但疗效不佳。为了使黄褐斑患者取得更好的疗效，需对黄褐斑患者进行慢病管理，从黄褐斑的预防、健康教育、医护伦理要求、日常生活管理、门诊管理等进行全程管理，使黄褐斑患者早日康复。

第一节 第一节　黄褐斑的预防

黄褐斑患者必须加强自身修养，保持乐观情绪，积极治疗原发病；不滥用护肤品；防止药物诱发；膳食多样化；服用维生素 C、E；加强体育锻炼；注意防晒等，以防止黄褐斑的产生。一旦出现黄褐斑，需及时诊治。

一　加强自身修养，保持乐观情绪

患者在平时生活和工作中，要注意调节自己的心情，克服异常的情感反应，提高自己对外界的应变能力。以平和的心态应对环境的变化。正确对待各种突发事件。保持心理平衡，方能维持生理平衡，才能预防黄褐斑的发生。

二 积极治疗原发病

由肝肾疾病、妇科病及糖尿病等引起的黄褐斑，应控制好病因，同时应对黄褐斑及时治疗，做到标本兼治。

三 不滥用护肤品

不滥用护肤品，尤其不使用含有激素、重金属的劣质化妆品。

四 防止药物诱发

口服避孕药或进行激素替代治疗、长期应用某些药物，如氯丙嗪、苯妥英钠、螺内酯等，可诱发黄褐斑。

五 膳食多样化

不偏食、少食多餐、定时定量，合理控制饮食，避免不规律进食、暴饮暴食，多食用粗纤维食物。

六 服用维生素 C、E

维生素 C 通过和铜离子在酪氨酸酶中的活性部位相互作用，以及减少多巴醌等多个黑素合成步骤来干扰黑素的产生。维生素 E 的侧链双键可直接参与巯基的氧化还原过程，抑制酪氨酸酶活性，从而减少黑素生成。因此，可适当服用维生素 C、E。

七 加强体育锻炼

应该坚持跑步、做操等，勤锻炼身体，有助于提高身体的免疫力。

八 注意防晒

出门的时候一定要做好防晒，避免紫外线刺激黄褐斑。同时做好晒后修复。

九　怀孕可导致黄褐斑

怀孕由于内分泌变化可致黄褐斑，孕期应注意防晒、清淡饮食，分娩后黄褐斑可能会逐渐变淡。

第二节　黄褐斑的健康教育

通过各种形式普及黄褐斑的知识，让患者了解黄褐斑的病因及发病机制、临床表现、治疗方法及预后、影响患者的心理因素等，使患者能正视疾病，积极配合治疗。

一　健康教育的重要性

黄褐斑由于病因未明、色斑顽固、治疗困难、容易复发，且影响面容，使患者产生一定的心理压力。由于很多黄褐斑患者相信流传的各种偏方，出现病急乱投医的情况，不仅没有治愈反而加重病情，造成巨大的经济损失。正是由于对黄褐斑没有正确的认识才出现此现象，因此很需要加强黄褐斑有关知识和健康教育的普及。

二　影响黄褐斑患者的心理因素

对黄褐斑的认识和态度。部分患者由于对黄褐斑没有正确的认识，认为是不治之症，产生焦虑、抑郁等心理，使色斑进一步加重；部分患者对黄褐斑不重视，没有及时就医，导致病情发展。患者只有正确认识黄褐斑，才能积极主动配合治疗。

面部表现。黄褐斑患者的心理反应受面部色斑的影响而出现紧张、焦虑、抑郁等不良心理反应。

诊疗措施和检查结果。医生在诊疗过程中，应向黄褐斑患者详细介绍诊疗措施及解析检查结果，使黄褐斑患者坚定治疗信心及提高依从性，消除焦虑、抑郁等不良心理反应。

性格特征。性格特征可以影响黄褐斑的发生发展过程。不同性格特征的黄褐斑患者可以产生不同的心理变化。性格开朗的患者，常常表现为精神饱满、乐观，能正确认识疾病，能主动配合医护治疗；性格内向的患者，知道黄褐斑是难治性疾病，常常表现为情绪低沉，易产生焦虑和抑郁情绪，对治疗信心不足。

医患关系。良好的医患关系会使患者积极治疗，反之产生不良情绪，抵触治疗。

医院环境。医院环境优越，会使患者身心愉快，积极配合治疗。反之患者产生不良情绪，对治疗不利。

患者之间的感情交流。患者之间积极正面的交流，可调动患者的良好情绪，反之使患者更悲观，对康复不利。

社会文化因素。经济状况、职业差别、教育水平及生活风俗习惯等对黄褐斑患者的心理变化也有影响。

三 健康教育对象及形式

健康教育对象：黄褐斑患者及家属。

健康教育形式：

（1）医护人员之间的学术交流，医护人员与患者的交流等。

（2）举办黄褐斑患者座谈会，请痊愈患者分享治愈经验。

（3）发放有关黄褐斑知识的科普书刊。

（4）举办科普宣传，让全社会对黄褐斑的知识有所了解，关爱黄褐斑患者。

（5）成立黄褐斑患者的公益组织，定期举办公益活动，让患者有互相交流、沟通的机会和场所。

（6）电台、电视播放黄褐斑的相关讲座；黄褐斑的专题宣传板报；黄褐斑的健康教育网站等。

四　健康教育内容

黄褐斑的宣教：向黄褐斑患者及家属介绍黄褐斑的相关知识，包括流行病学现状、病因及发病机制、诊断依据、分期分型、治疗方法及预后、治疗中应注意的问题及事项等，让患者对所患疾病有充分的了解，解除思想负担，树立战胜疾病的信心，积极配合治疗。

心理指导：黄褐斑皮损发生于面部，影响患者的容貌，患者容易出现情绪低落、消极、郁闷等不良情绪，医护人员及家属应及时对患者进行心理疏导，可采用开导劝慰、心理谈话、分散注意力、暗示疗法等，让患者知道心理负担过重既会激惹发病，又会加重病情。患者的及时宣泄，可缓解心理压力，使患者能积极配合治疗。

治疗指导：让患者树立正确的治疗观，不要轻信偏方治疗，尽早到正规医院，在医生指导下按诊疗指南进行合理治疗，可采取综合疗法，即内用药、外用药和物理治疗相结合的方法进行治疗，一般3个月为1个疗程，应坚持治疗，不要随意变换治疗方法及药物，治愈后仍需巩固一段时间。

饮食指导：多进食富含维生素C的食物，如奇异果、草莓、木瓜、空心菜等，具有防晒抗敏的作用。多饮水，少食辛辣、刺激性食物，少饮用咖啡、可乐。避免进食光敏性食物，如雪菜、莴苣、苋菜、柠檬、芒果、菠萝等。

生活指导：黄褐斑患者需禁食烟酒，红酒除外。避免熬夜（尽量22点前睡觉，保持8小时睡眠时间），减少上网、玩手机、看电视及玩电子游戏的时间（每天不超过1小时）。保持良好、愉悦的心情，同时做好防晒工作，避免日光暴晒，10点至17点间减少外出。

第三节　医护伦理要求

医护人员要尊重体贴黄褐斑患者，多跟患者交流，保护患者隐私，耐心讲解病情，解释检查结果及治疗方案；同时医护人员要加强学习，不断提高自己的诊疗水平，获得患者的信任，使患者心情舒畅，积极配合治疗。

一 尊重体贴患者

医护人员在诊疗过程中应尊重关心黄褐斑患者，时刻注意自己的言谈举止。告知黄褐斑患者病情时，应语言恰当，让患者觉得自己是被尊重的，要有换位思考的意识。若患者在治疗过程中出现抵触情绪，应及时与其沟通，了解原因，耐心解释，让患者理解继续治疗的重要性。充分尊重患者有利于建立医患之间的信任度，有利于疾病的诊治。医护人员在提高自身诊疗技术水平的同时，不能忽略患者的心理治疗，尊重体贴患者即为一种心理治疗。

二 保护患者隐私

医护人员在与患者交流及检查治疗时，应充分保护患者隐私，注意周围环境，避免闲杂人员参与。

三 耐心细致沟通

医护人员在黄褐斑的诊治过程中，应耐心细致倾听黄褐斑患者的诉求，做到沟通及时，解除患者在诊治过程中出现的任何焦虑、不安的情绪，坚定治疗的信念。

四 定期复查随访

黄褐斑是一种慢性皮肤病，其治疗是一个漫长的过程，因此，医护人员在治疗过程中可通过电话、微信等方式与黄褐斑患者保持密切联系，了解其治疗效果，坚定其治疗决心，保持患者良好的依从性。定期随访可及时了解患者的疾病发生发展情况。

第四节　日常生活管理

医护人员要关注黄褐斑患者的日常生活管理，包括患者的睡眠、体育锻炼、日常饮食、心理上的自我调节、外用药物及光电治疗注意事项等，只有把患者的日常生活及治疗纳入全程慢病管理，才能取得最佳疗效。

一　日常生活管理

患者要休息好，注意劳逸结合；适当体育锻炼；保持良好的精神状态，避免不良情绪；养成良好的生活习惯，少食辛辣刺激食物。

保护皮肤、避免损伤，包括：

（1）避免面部外伤、摩擦。洗脸时勿用力搓洗。

（2）不滥用护肤品，尤其不使用含有激素、重金属的劣质化妆品。

（3）注意防晒，外出时可外擦含避光剂的膏霜类护肤品或撑遮阳伞等。晒后重视修复。

（4）面部出现皮炎、湿疹等皮肤病时及时治疗。

二　日常饮食注意事项

多进食富含维生素 C 的食物，如奇异果、草莓、木瓜、空心菜等，具有防晒抗敏的作用。多饮水，少食辛辣、刺激性食物，少饮用咖啡、可乐。避免进食光敏性食物，如雪菜、莴苣、苋菜、柠檬、芒果、菠萝等。禁食烟酒，但可适量饮用红酒。红酒能够帮助清除自由基，抵抗细胞被氧化，还能活血养颜，对减少色斑、保持肌肤年轻化有一定的作用。

三　心理和精神上的自我调节

中医认为"七情致病"，即喜伤心、怒伤肝、忧思伤脾、悲伤肺、恐伤肾、惊伤胆，"百病生于气"。因此，黄褐斑患者应懂得自我调节、自我开导、自我解脱，避免紧张、郁闷、悲伤；应该保持心情舒畅、乐观、开朗，主动配合医生的诊疗，争取早日痊愈。

应认识到黄褐斑治疗起效慢、疗程长，要消除心理压力，学会心理上的自我调节，争取早期治疗。一般 3 个月为 1 个疗程，坚持长期治疗，不要随意更换治疗方法及药物。

四 外用药物及光电治疗注意事项

大部分外用药物对皮肤有不同程度的刺激性，需配合使用具有修复皮肤屏障功能的功效性护肤品。单一、反复光电治疗易导致色素沉着、色素减退/脱失以及复发等，因此不推荐光电治疗作为临床长期维持手段，连续光电治疗次数不超过 15 次，间隔 1 年后可考虑重复治疗。光电治疗的参数设定均要求强度温和，起始能量不宜过高，治疗间隔不宜过短，治疗终点为轻微红斑反应。

五 疗效判断

按黄褐斑的面积、颜色深度和颜色均匀性定量判断治疗效果。

第五节 门诊管理

门诊医护人员应建立黄褐斑患者门诊档案，依据患者的年龄、性别、职业、教育程度等有针对性地进行健康、膳食、运动等指导，以及必要的心理干预，使患者心情愉快，坚定治疗的决心。同时要定期随访，了解患者的治疗效果及不良反应。

一 建立门诊档案

建立黄褐斑患者的门诊档案，包括患者姓名、性别、年龄、文化、籍贯、电话、微信号、邮箱、病程、起病时间、发病诱因、治疗用药、光疗次数、光疗剂量、光疗注意事项、治疗疗程、不良反应、健康教育、膳食、运动、心理状态等，将患者纳入全程慢病管理，使患者获得较好的疗效，早日康复。

二 健康教育

门诊医护人员应根据患者的年龄、性别、职业、教育程度等进行针对性健康指导。教育患者保持积极乐观的心态，密切观察疾病进展与疗效，避免精神刺激及过度劳累等不良行为。向患者讲解疾病防治知识及保健知识，使患者的治疗信心增加，以良好的心态配合治疗。

三 心理干预

黄褐斑患者要保持精神饱满、心情舒畅、情绪稳定，积极配合治疗，以达到治愈为目的。门诊医护人员应主动与患者进行沟通，充分了解患者的心理状态，必要时进行心理干预，可采取针对性措施，缓解患者的心理压力；同时患者家属也要参与到管理工作中，关爱患者，给予患者精神及心理上的支持，转移患者的注意力，使患者的不良心理得到改善。

四 膳食指导

门诊医护人员应为黄褐斑患者制订科学合理的饮食方案，确保患者饮食合理。应嘱咐患者多进食维生素 C 含量高的食物，多饮水，少食辛辣、刺激性食物，少饮用咖啡、可乐。禁食烟酒，但可适量饮用红酒。

五 运动指导

门诊医护人员应为黄褐斑患者制订运动方案，使患者保持适量运动，增强机体免疫功能。患者在户外运动时应做好防晒，晒后重视修复。

六 遵医行为干预

门诊医护人员应向每一位黄褐斑患者详细介绍治疗方案，包括药物的使用方法、剂量、不良反应及注意事项，光电治疗的步骤、即刻反应、预后及注意事项，使患者充分了解治疗方案，对治疗有足够的信心，保证能够长期遵照医嘱配合治疗，获得较好的疗效。

七 起居干预

门诊医护人员应教育患者养成良好的生活习惯，按时休息，避免熬夜，少用化妆品。

八 家庭随访

门诊医护人员应定期进行电话、微信随访，了解黄褐斑患者的健康及心理状况、色斑治疗效果，及时发现不良因素，并提供及时处理。鼓励患者热爱生活，提高生活质量，增强治愈信心。

参考文献

[1] 中国中西医结合学会皮肤性病专业委员会色素病学组，中华医学会皮肤性病学分会，白癜风研究中心，等. 中国黄褐斑诊疗专家共识（2021 版）[J]. 中华皮肤科杂志，2021，54（2）：110－115.

[2] 李承新. 黄褐斑需要长期防治与综合管理 [J]. 中国美容医学，2019，28（5）：2－4.

[3] HANDOG E B，GALANG D A，DE LEON－GODINEZ M A，et al. A randomized，double－blind，placebo－controlled trial of oral procyanid in with vita-mins A，C，E for melasma among Filipino women [J]. Int J Dermatol，2009，48（8）：896－901.

[4] PASSERON T，PICARDO M. Melasma，a photoaging disorder [J].

Pigment Cell Melanoma Res，2018，31（4）：461 –465.

[5] 何黎，刘玮，李利. 舒敏保湿类护肤品在敏感性皮肤中的应用指南 [J]. 中国皮肤性病学杂志，2019，33（11）：1229 –1231.

[6] 姚美华，王聪敏，张雪洋. 黄褐斑健康教育的新进展 [J]. 湖北科技学院学报（医学版），2021，35（1）：90 –92.

（李思逸）